デザインで考える 選ばれる薬局のつくり方

狭間研至
Hazama Kenji

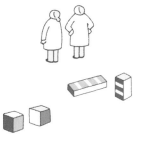
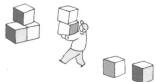

南山堂

あなたが変われば薬局は変わる

厚生労働省の統計によると、薬局数は6万軒を超えた。そこには19万人を超える薬剤師が勤務し、年間8億枚を超える処方箋を調剤し、その費用は7兆円を大きく上回っている。1974年の医薬分業制度開始から半世紀が経過し、薬局はわが国の医療インフラとして完全に定着した。

しかし、近年では、国民が薬局や薬剤師に向けるまなざしは厳しい。また、厚生労働省から出された「患者のための薬局ビジョン」をみても、いわゆる「調剤薬局」はこれからの地域医療において重要な役割を果たすことは難しいことが明らかになってきた。

薬局が変われば、地域医療が変わる。そう考えて、2006年頃から自分の薬局の在り方を変えることに取り組んできたが、20年近く経ってその行動が間違っていなかったと実感している。

しかし、薬局を変えるということは容易ではない。私も、紆余曲折、七転八倒しながら五里霧中の中を無我夢中で駆け抜けてきた。心が折れそうになったこともある。資金が尽きそうになったこともあるし、会社を潰しそうになったこともあるが、なんとかここまで続けてくることができている。

薬局を運営する会社は２万５千社あるとのことだ。これは、すなわち２万５千人の社長がいるということだ。そして、その９割以上は私と同じような数店舗の中小薬局の社長である。彼ら、本書を手に取るあなたのような方々が課題に向き合い恐れを克服して自らの考え方や行動を変えれば薬局が変わり、薬局が変われば地域医療が変わるはずである。

そう考えて、2019年９月から開始したオンラインサロン「薬局経営3.0倶楽部」は、おかげさまで多くの薬局経営者やマネジメント層の方に集まっていただき、平日は毎朝、社長が勇気を持てるメッセージを送り続けている。本書はそれらの内容をもとに編纂されたものである。

あなたが変われば、あなたの薬局が変わり、地域医療が変わる。

そのためのヒントを、早速、今からお届けしよう。

　2024年　秋

狭 間 研 至

contents

Part 1 デザイン思考を運営に取り入れる

01 自らの薬局は、ビッグDで「デザイン」せよ ……… 002
　　革新をもたらすデザイン経営に必須の力

02 自分の薬局をリデザインする ……… 005
　　デザイン経営の具体的手法

03 「どう、最近、失敗してる？」 ……… 010
　　革新に向けたポジティブ指標

04 真に受ける重要性 ……… 013
　　ヒットを打つために大切なポイント

05 「そういう時代」を想定する ……… 015
　　現状を変えていこうとする力

Part 2 「薬局」を定義しなおす

06 薬局業界にパラダイムシフトがやって来る ……… 020
　　変化を乗り切るとは社会の要請に応えること

07 「処方箋調剤薬局」を成立させてきた前提の変化 ……… 023
　　「再定義」された薬局に変わるポイント

08 「水車小屋型薬局」から「水源型薬局」へ ……… 027
　　立地依存モデルの本当の課題とそこからの脱却

09 薬局もモノづくりからコトづくりへ ……… 030
　　事業を広げる新しい顧客体験

10 自薬局の展望をどう描くか ……… 032
　　対人業務の推進に不可欠なこと

11 顧客という概念を持つこと ……… 035
　　アフターコロナのパラダイムシフト

12	薬局におけるLTV戦略	039
	かかりつけになるための投資とその意義	
13	「いかに来てもらうか」ではなく「いかに帰ってもらうか」	042
	再来局につながる実は大切なポイント	
14	クリスマスプレゼントを選ぶように、薬局を作り込もう	044
	薬局を変えるなら、患者の立場に立つ	
15	薬局のブランディングは「差別化」ではなく「独自化」	047
	経営のピンチをチャンスに変える	
16	自社の「特色」は作り上げ方ではなく見つけ方が重要	050
	独自性は当たり前と思っているものの中に	
17	あなた自身の棚卸し、してみませんか	053
	ストーリー・決意・目指しているものを整理しよう	
18	薬局3.0の解像度を上げる三つの要素	055
	次世代の薬局と薬剤師が取り組むべき分野とは	
19	服薬関連サービスに参入した印刷会社	059
	他業種の取り組みを経営変革に活かす	

Part 3 変わるためにできることを探す

20	強くあること・賢くあることでなく、変化すること	062
	変われない理由を自覚する	
21	あらゆる可能性を否定せずに考える重要性	067
	水源型薬局（薬局3.0）になるために	
22	東和薬品の取り組みに学ぶ薬局のこれから	071
	経営が安定しているうちに新しいことに取り組もう	
23	本屋に学ぶ「薬屋」のこれから	074
	他業界の経営から薬局に活かせるポイント	

24	なぜ、街の電気屋さんが残るのか	077
	必要とされる小売店のスタイルに学ぶ	
25	鳥の目・虫の目・魚の目で俯瞰してみる、深くみる、流れをみる	080
	施設在宅療養支援に取り組む理由	
26	薬局が在宅を始めるための三つのステップ	083
	在宅が経営の柱になるための土台作り	
27	富士フイルムのヘルスケア分野参入、四つの条件からみた薬局のこれから	085
	セルフメディケーションに取り組む理由	
28	「習慣・知識・タイミング」でFAFを活用していく	088
	セルフメディケーションへの具体的な関わり方①	
29	在宅業務から学ぶOTC医薬品販売の「誰に」「どのように」「いつ」始めるか	091
	セルフメディケーションへの具体的な関わり方②	
30	国の施策から薬局現場のデジタル化と打ち手を予測する	095
	医療のDX、薬局・薬剤師のDX	
31	薬局が活用すべき三つの「オンライン」	098
	薬局が活用すべきデジタルツール	
32	「算定してはいけない」と、「実施してはいけない」は別	101
	調剤報酬に収載されるような活動をしていこう	
33	リクルート・集客・情報共有にSNSの活用を	106
	SNSで効率化・向上できる業務の実際	
34	処方箋の半分がLINE経由になった日、顧客体験を形づくっているもの	108
	SNS活用事例にみる立地依存からの脱却	
35	薬局×「物流」機能が生まれる背景と技術革新に伴う展望	111
	患者への配送を考える	
36	中小薬局でも取り組める「宅配」専門薬局	114
	採算が取れる配送サービスに向けて	
37	なぜ、ドローンが薬局にとって大事なテーマなのか	117
	対面原則が外れた今後の薬局機能	

| 38 | 処方箋の出しやすさ、薬の受け取りやすさ、薬剤師の専門性×個性で勝負する ····· 121
薬剤師個人のファンを増やす |
| 39 | サブスク薬局の可能性 ····· 124
時代に合わせた「体験」の提供スキームを考える |

Part 4 一緒に行動してくれる人を育てる

| 40 | 「燃える」集団を作ろう ····· 128
社員が自然と育つ仕組みのカギ、共通目標を持つ |
| 41 | なぜ、その会社で働くのか ····· 131
人生の目標と会社の理念のベクトルを合わせる |
| 42 | ボスか、リーダーか ····· 133
新しいフィールドを切り開く経営者のタイプを知る |
| 43 | 「自分でやったほうが早い」をどう解決するか ····· 135
リーダーとして先導し、ボスとしてシステム化する |
| 44 | 薬局を変えるたった一つの考え方 ····· 138
新しい試みがうまくいかない時の閉塞感を打破する |
| 45 | 「調剤事務」と呼ぶな ····· 141
名称を変えることで、意識を変える |
| 46 | 薬局パートナー制度を根付かせる三つのポイント ····· 144
患者さんが良くなっていく体験を共有する |
| 47 | ピッキング要員を育ててはいけない ····· 148
対人業務を推進するタスクシフトのエッセンス |
| 48 | 「やる」と決めること ····· 152
組織作りにおける人事戦略のコツを押さえる |
| 49 | 中小薬局こそ人材採用戦略が必要 ····· 154
良い人材は後輩を育て、自分も成長する |

Part 5 実際に行動をはじめる

50 お金も時間も要らない業務改善法 ……… 158
業務を洗い出してフローを見直す

51 関心と実行の差をどう埋めるのか ……… 160
服用後フォローの業務手順を明確化する

52 書くことで、決意する ……… 162
理想の薬局を現実にするために必要なこと

53 「作業」ではなく「医療」をする ……… 165
FAFの実現で起きる現場の変化

54 イノベーションのジレンマを乗り越える「両利き」経営 ……… 167
「深化」と「探索」を担う組織を分ける

事例 デザイン経営の実際　スタイル薬局 ……… 170
平山智宏　社員と地域と「ともに生きる」薬局を

事例 デザイン経営の実際　さど調剤グループ アイサ ……… 172
光谷良太　期待通り（離島だから薬剤師が必要）と裏切り（離島なのにDX・未来）

事例 デザイン経営の実際　株式会社ユナイテッドファーマシー ……… 174
加藤亮太　「うまくいく」ジム経営で地域と豊かに生きる

事例 デザイン経営の実際　いわき薬局グループ ……… 176
岩木浩平　1919年創業。石川県で「患者さんのため」を貫く

事例 デザイン経営の実際　ホワイト企画 ……… 178
坂上公平　「0.5歩だけ、前を歩く」企業風土です

事例 デザイン経営の実際　バード薬局 ……… 180
鳥居泰宏　外来・OTC医薬品・在宅の三つを大事に「実行」し続ける

編集協力：香西杏子（TRON）

Part 1

デザイン思考を運営に取り入れる

idea 01

革新をもたらすデザイン経営に必須の力

自らの薬局は、
ビッグDで「デザイン」せよ

私は薬局の経営者です。一般社団法人日本在宅薬学会の理事長で、医療法人の理事長でもあり、PHB designという会社の社長でもあります。この会社は何やら分かりにくい社名ですが、20年近い私の経営者としての試行錯誤（という名の失敗の繰り返し）で得たことを、これからの薬局を担うリーダーに広く活用して頂きたいと作ったものです。

社名の「PHB」とはPharmedico Healthcare Businessのこと。医学・薬学・ITの融合で新しい医療環境を創りたいという思いで創業しました。以来、薬剤師によるバイタルサイン・在宅療養支援・服用後のフォローなど色々な取り組みをしてきました。

イベントとして行うのであれば、やるだけやって「こんなんでしたー」と言えばよいのですが、ビジネスとして行うのであれば採算性はもとよりスタッフのやりがいと社会貢献性を鼎立させていかなくてはなりません。

処方箋に従って薬をお渡しする「調剤薬局」ではなく、医療チームの一専門職として専門性を発揮しながら患者さんを良くしていく「医療提供施設」としての役割が重要だと考え、**前者を薬局2.0、後者を薬局3.0と名付けました。**まさにHealthcare Businessだと思ったわけです。

次に、社名の「デザイン」について。日本語でデザインは、色やモノ・形を扱うイメージが強いので「デザイン会社でもするんでっか？」と聞かれそうな社名ですが、そうではありません。このちょっと変わった社名にしたきっかけは、10年ほど前にさかのぼります。たまたま高校の後輩に「デザイン」についてセミナーで講演してほしいと言われ、なかなか上手に説明できずにいたところ「デザイン経営」という言葉を知りました。日本語での**「デザイン」は従来、「造形力」を指してきました。これをスモールd**と言うそうです。ではビッグDとはなにか。

☑ デザイン経営に必要な五つの力「ビッグD」

ビッグDは「造形力」に加えて「観察力」「問題発見力」「発想力」「視覚化力」という五つの力が必要とされます。「観察力」→「問題発見力」→「発想力」→「視覚化力」がデザイン思考で、**五つを併せてビジネスにする、つまり社員のやりがい・社会貢献性・採算性の鼎立がデザイン経営**だと言えます。

一昔前はプロダクトとしてのデザイン（スモールd）でよかったとも言えます。現在は環境・移動する意味・その結果生じることなど考え、デザイン（ビッグD）することが必要ということです。

☑ 薬局におけるビッグD

薬局経営においてのビッグDを具体的に見てみましょう。

「観察力」：今の薬局の現状やトレンドを把握。虫、鳥、魚の目
「問題発見力」：医療における多剤併用、薬局2.0の問題など
「発想力」：薬剤師は薬ではなく、健康を渡す専門職だ！といったひらめき
「視覚化力」：薬剤師の新しい働きをひねり出す瞬間。一番難しいかも
「造形力」：業務が行いやすい薬局内の作り込み、いわゆるスモールd

例えば展示会などで見かける薬局支援の様々なサービスはスモールdと言えます。でも、それ以上のことが経営には必要という考え方がデザイン経営です。ぜひ薬局をビッグDでデザインし直してみてください。私はそのサポートを行いたいという思いを、PHB designという社名に込めています。

idea 02

デザイン経営の具体的手法

自分の薬局をリデザインする

「調剤薬局」のままではダメだ。今までの「調剤薬局」とは違う形態の薬局に変えなくては生き残れない。そう考える方が増えているように思います。薬局を取り巻く環境や、新型コロナウイルス感染症の流行で起きた受療行動の変化、さらには、その変化が自分の薬局経営に影響を及ぼしているのを実感しているからでしょう。

非常に良くできた（嫌みではなく！）ビジネスモデルである「調剤薬局」。「その成功体験と決別し、新たなビジネスモデルの構築に取り組む」というのはちょっとかっこいい印象ですが、「具体的にどのようなビジネスモデルになるのですか？」と言われると困ってしまう。そんなことはありませんか。

「対人業務を充実させ、かかりつけ機能を発揮するようにして……」「在宅医療の比率を上げて……」「セルフメディケーションへの取り組みを本格化させて……」など、アイディアは出てくると思います。では、具体的にどうするのか？　採算は取れるのか、お客さんは来てくれるのか、今の社員さんは嫌

がらずについてきてくれるのかなど、ちょっと掘り下げると、なかなか難しい問題があることが分かります。

そんな時、自分の頭を整理して会社のメンバーに分かりやすく伝え、**チーム一丸となって新しい薬局作りに邁進するための考え方が「デザイン経営」**です。

☑ 保険薬局が今のビジネス形態になった理由

そもそも、なぜ今の「調剤薬局」というビジネス形態が生じているのでしょうか。デザイン経営の考え方で見てみましょう。

① 観察力：今から約50年前の1974年、この国が医薬分業に舵を切ったことに気がついた先達がいました。
② 問題発見力：当時の薬局は基本的に処方箋を受けていませんでした。薬だけでなく、化粧品やおむつ、タバコまで売る店もあった時代です。先達は、そんな状況でもし院外処方箋を発行する医療機関が増えたら、国民もですが、薬局も対応に困るということに気がつきました。
③ 発想力：薬局側はどうするべきか。そこで処方箋を受け取り、薬を準備して渡せる薬局が必要になるという発想が生まれました。
④ 視覚化力：どうすれば顧客にとって一番ストレスがない方法で薬を受け取ってもらえるか考えた結果、医療機関で処方箋を渡されたら迷わず来店できるよう病院に近接して出店すること、待ち時間を短くするため処方箋調剤のみを扱うこと、さらに、快適に待てるよう待合室を広くして座り心地の良い椅子を準備することなど、今の「調剤薬局」の原型になる薬局の姿が出来上がっていきました。
⑤ 造形力：こうした薬局を見てわかる形で出店し、運営していきました。

「調剤薬局」の原型になるビジネスモデルを思いつき、形にしていった人々は、意識していたかどうかはともかく、制度の変化によって起こりうる課題を考え、その解決を目指して具現化していくというデザイン経営を実践していたと言えるでしょう。

☑ 次世代型薬局に転換するためのリデザイン

しかし、**永遠に続くビジネスモデルはありません**。今、「調剤薬局」から「次世代型薬局」へ、ビジネスモデルの転換が求められています。この場合にもデザイン思考で進めていくのが良いと思います。

①観察力
まず、何が薬局のビジネスモデルに一番大きく影響しているのかというと、**人口構造が1970年代と比べて大きく変化し、地域医療ニーズも変わったこと**です。高齢者人口が増え、生産人口が減ると社会保障制度も変わる必要があります。2013年に厚生労働省が地域包括ケアシステムを提唱し、高齢者の尊厳と自立を達成し、住み慣れた地域で最期まで過ごせる社会を2025年に完成すると宣言したことの意義を腹に落とし込んでおく必要があります。

②問題発見力
そのような時代には、**ロコモティブシンドロームや認知症などによって、肉体的・精神的にADLが低下する方が増える**ので、医療機関を受診した帰りに調剤薬局に寄って薬を受け取ることができる方が少なくなります。高齢者のポリファーマシーの問題も必然的に増えてきます。また、すべてを健康保険でまかなっていては財政的にもバランスが取れなくなるので、「軽い病気は自助で、重い病気は公助で」という社会保障制度の基本に立ち返る時代が来るでしょう。

また、患者数は増えるのに医師数はそれほど増えないのですから、タスクシフト・タスクシェアは不可欠です。そのような時代には、**現在の「調剤薬局」という形態では、国民のニーズに応えられなくなってしまいます**。

③発想力
では、どうすればよいのでしょうか。薬剤師は薬を渡して終わりではなく、飲んだ後までフォローする、薬局は患者さんに来てもらうだけでなくこちらからも出向く、医療用医薬品だけでなくOTC医薬品も主体的に扱うといった、**外来・在宅・OTCの三本柱の確立が必要**になってきます。

④視覚化力
外来・在宅・OTCを、今の「調剤薬局」における薬剤師の働き方のままで実現しようとすると、薬剤師の時間・気力・体力が足りなくなります。そこで、薬剤師は薬剤師にしかできない仕事に専念できるように、「**業務的には重要だが、薬学的専門性がない」業務を担う薬局パートナーのような非薬剤師人材を育成し、現場で薬剤師と協働できるような仕組み作り**が必要です。

このように、①から④のデザイン思考を経て、**外来だけでなく、在宅やOTCも扱いながら、薬剤師が薬局パートナーとともに対人業務の充実を図り**、患者が困った時に頼ることができるかかりつけ薬局・かかりつけ薬剤師を実現しつつ、採算性を確保するための業務フローを作り上げるのが⑤造形力ということではないでしょうか。

私が手探りで「薬局経営3.0」のモデルづくりに挑戦していたとき、とある講演会で一緒になった工業デザイナーの方から、「狭間さんがやろうとしているのは、薬局ビジネスのリデザインですよ！」と言われて、はっとしたことが

ありました。確かに、私が自分の薬局を変えてきたプロセスはデザイン思考であり、私の薬局経営のあり方はデザイン経営だなと今になって思います。

薬局のリデザインに免許がいるわけではありません。すべての薬局経営者は自分の薬局のあり方をリデザインできるはずです。ぜひ、今回お伝えした五つのデザイン思考を駆使して、自分なりの薬局のリデザインに取り組んでもらえればと思います。

idea 03

革新に向けたポジティブ指標

「どう、最近、失敗してる?」

本書を手に取られている方は、理由はどうあれ「自社（自分）のあり方を変えたい」と思っているのではないかと思います。私はずっとそう考え、試行錯誤し、実践してきました。失敗ばかりしてきました。経験を挙げればきりがないのですが、代表的なもの（で、まだ、人に言えるもの）を三つお示しします。

一つは、2006年。保険薬局のあり方は本当にこれでよいのか、これからの薬局・薬剤師はどうあるべきかを考えた結果、どうすればよいか定かではないものの、とにかく隣のクリニックに経済的に依存することがいけないんだと思い、「門前薬局から離脱する!」とある日突然宣言しました。事前の説明も何もないものですから、従業員は驚いたでしょう。そもそも社長になって2年そこそこの薬剤師でもない、前社長の息子（しかも当時30代）が口走ったものですから、大量に辞表が出て2店舗閉めました。

二つめは、2012年。これからのがん治療は外来での経口抗がん剤に移行する

はずだから対応した薬局を作ろうと、大学病院の近く、といっても門前ではなく500mぐらいは離れて店舗を出しました。個室の相談ブースを基本とし、クリーンベンチを入れ、オストメイトを備えたトイレも作りました。「ハザマ薬局　神戸がんサポートセンター」という斬新な薬局名も相まって取材が入ったり、東京からがん専門薬剤師が転職してくれたりしました。しかし、ほとんどの患者さんはやっぱり門前に行き、クリーンベンチは一度も使われず閉店しました。3年ほど、なんとか再開できないか模索しましたが、空家賃ももったいないということで閉じました。

三つめは、ちょうどその時期と重なる頃です。薬剤師の患者さん宅への単独訪問を始めました。それまでも訪問診療同行はしていましたが、ほとんど医師と看護師が対応し、薬剤師がいる意味がありません。そこで、医師と訪問し病名や現在の状態、治療方針を理解した上で単独訪問してコンプライアンス・効果・副作用をチェックするやり方にしました。必要に応じて電話や報告書で医師に情報をフィードバックし、さらに次回の同行時、診察前の医師に直接、単独訪問時の情報のポイントを伝えれば治療内容も良くなり、医療の安全性もより保たれます。薬剤師の専門性が活き、やりがいも生まれると考えました。

結果、薬剤師は過労になり、大量の退職につながってしまいました。

これら三つの失敗（もちろん、もっと他にもあります！）はスタッフに大きな迷惑をかけました。閉店や急な担当者変更で患者さんも戸惑ったでしょうし、経営的な打撃を非常に大きく受けました。社長が個人保証する中小薬局ですから、そのダメージはまさにメガトン級（古いですね）でした。しかし、です。**立地依存から早めに離脱すると決めたからこそ今がありますし、新店を**

思い入れだけでは出さなくなりました。**薬剤師のFAF〔Follow（服薬後のフォロー）、Assessment（薬効や副作用の評価）、Feedback（フィードバック）〕の原型を探り当てることができたわけです。**

失敗があったからこそ、今がある。そんなことを考えていたら、とあるエンジェル投資を行っている方がスタートアップの若い経営者に「どう、最近、失敗してる？」と初対面の開口一番、おっしゃったそうです。閉塞感のある現状を切り拓くためには、挑戦というか新しいことにトライしていくことが必要ですが、それは必ずしも上手く行くとは限りません。失敗することもあるでしょう。しかし、逆に言えば、失敗していないということは、現状を変えるために、挑戦や新しいことへのトライをしていないということになります。

だからこそ、その方は「どう、最近、失敗してる？」と聞かれたのだと思います。

あなたが、何か現状を変えたいと思っておられるとすれば、どんな失敗をしたかということは重要だと思います。日本にも、失敗は成功のもととか、失敗は成功の母といったことわざもありますが、実はそんなことを言っているのかもしれません。ただ、個人的には、同じことわざで言うならば、「転んでもただでは起きない」でしょうか。失敗する、つまり転じて何かを摑んで立ち上がるということです。

そういえば、松下幸之助さんの言葉に「こけたら、立ちなはれ。立ったら、歩きなはれ」というのもありましたね。

ところで、最近、失敗してますか？

ヒットを打つために大切なポイント

真に受ける重要性

「真に受ける」ことは大切だと思います。**薬局や薬剤師の今後を考える時、「真に受ける」ことの重要性は高まっていくと思います。**

「真に受ける」とは、ひと言で言えば「言葉通りに受け取る」ということです。少し個人的な話をします。私は、中高一貫校に通ったのですが、中学3年の時の進路指導面談で、担任の先生に「狭間はどうするんや？」と聞かれました。薬局の息子だが医学部に行きたいと言うと、先生は「医学部にも色々あるぞ。どこに行きたいんや？」と聞きました。

さほど成績が良いわけではなかった私は、「私学は無理なので国公立。下宿も無理なので自宅から通えるところ。近隣の県立医大なら行けるかな」と言ったのです。すると先生はにやりと笑って、「アホか。そういう時は阪大医学部って言うねん」と言いました。その時は「それは絶対に無理です！」と言いつつも、結局、先生のひと言を「真に受けて」、勉強したわけです。

時は経ち、高校卒業30年の記念パーティーで同級生にこの話をしたところ、皆が口々に「あの先生、全員に言うてはったで」と言いました。当の恩師にもお会いしたので、「あの時、先生に言っていただかなければ、阪大に行っていませんでした」と言うと、「そんなこと狭間に言うたんかなぁ……」という答えが返ってきました。先生のひと言を「真に受けた」自分を、今となっては褒めてやりたいです。

皆さんはいかがですか。私はこれまで様々なことをお伝えしてきました。
「薬剤師はバイタルを取るべき・飲んだ後をフォローするべき・FAF（Follow, Assesment, Feedback）が大切だ」
「水車小屋型薬局から脱却するべきだ」
「薬剤師は非薬剤師スタッフ（薬局パートナー）と協働すれば医薬協業を実現できる」

程度の差はあれ、真に受けていただいたからこそ、この文章を読まれている方もいらっしゃるでしょう。業界が揺れる中で変化し、自社の方向性を見い出せている方もいらっしゃるでしょう。**確実にヒットを打つにはポイントを探り当てる必要があり、「真に受ける」こともポイントの一つなのです。**

社会や行政・周囲の人々からも「社長、○○しましょう！」「先生、○○お願いします！」などと期待されることがあると思います。そんな時にはぜひ、真に受けて頑張ってください。

idea 05

現状を変えていこうとする力

「そういう時代」を想定する

2021年から、自分の薬剤情報や特定健診情報などをマイナポータルで閲覧できるようになりました。実際マイナポータルにアクセスすると、こうした情報のほか税や年金などの情報も簡単に閲覧できます。ただ話を聞いていた時と、実際自分のスマートフォンで非常にセンシティブな情報を閲覧した後ではこのことに対する感覚が全く違います。

本項は「そういう時代」を想定することの重要性についてです。この感覚が5年後、10年後の自社の形を大きく変えていくと思います。

「薬局3.0の時代だ」などと言われると不安になりますし、実際、不安が的中する事態はたくさん起こります。その結果、**「今はその時期じゃない」**などと**考えて新しいことや歩みを止めてしまう**ことが多いのです。

しかし、これは実にもったいない話です。今、私たちが当たり前に使っていて、それなしには仕事や生活が成り立たないと思っているものは、導入当初、

否定的に考えられていたものが少なくありません。

例えばパソコンもその一つです。サザエさんの父親、波平さんの会社の机には、電話と書類しかありませんが、今となっては、あれでどうやって仕事をしていたのかと思います。コンピューターは大型機しかなく、大きさも価格も個人で所有することは考えられませんでした。しかし、そんな時代に個人が自分のコンピューターを持つことをイメージした人がいます。それがビル・ゲイツでありスティーブ・ジョブズだったわけです。

特にジョブズはキーボードでコマンドを打ち込む操作法しかなかった当時、誰もが簡単にコンピューターを操作するためには、マウスで画面上のカーソルを動かして操作対象のファイルをクリックするという、現在の操作法しかないと考えていたのだと思います。

スマートフォンもそうです。発売当初、**これが社会を変えるという捉え方はされていません**でした。今はどうでしょう。マイナポータルもスマホがなければそもそも成立しませんでした。電子マネーが登場した時も私は最初、使うのに抵抗を感じましたが、今は1日現金を使わないことも珍しくありません。こうしたことは枚挙にいとまがありません。

☑ 保険薬局にとっての「そういう時代」

保険薬局もそうだったのではないでしょうか。今から40年ほど前の1980年頃には、分業率は数パーセントにすぎませんでした。その頃、「医者が処方箋を発行するのが当たり前の時代が来る」と想像した人はほとんどいなかったのと思います。薬局3.0についても同様です。20年前と今では、在宅やOTC医薬品や服用後のFAF（Follow, Assesment, Feedback）に対する見方や考え

方は全く異なります。10年後にはどうなっているでしょうか。

新しい概念が登場する時には共通の状況が見られます。例えば「価格が折り合わない」「性能が悪い」「危険性が高い」といったことです。イノベーションのジレンマですね。例えばデジタルカメラが登場し、銀塩カメラを駆逐した過程でも同じことが起こりました。薬局業界でも同様のことが起こります。「そういう時代」を想定し、そこに向けて現状を変えていこうとする気力を持つことが、薬局経営者・リーダーには求められています。

Part 2

「薬局」を定義しなおす

idea 06

変化を乗り切るとは社会の要請に応えること

薬局業界に
パラダイムシフトがやって来る

人と話している時、何かかみ合わないなぁと思っていたら話題になっていることに対する定義がずれていたということがあります。薬局や薬剤師が地域医療で果たすべき役割についても、現場での経験をもとに色々な方が、色々な定義を持っていると思います。

こうした中、大多数が概ね同意し「適切な物の見方や捉え方」であるとして**広く深く信じられ、業界の常識になっているものがあります。これをパラダイム（paradigm）と呼びます**。パラダイムは、一定の時代や分野において支配的な規範となるわけですが、それが時々、劇的に変化することがあります。それが「パラダイムシフト」です。

☑ 薬局業界の従来のパラダイム

まず、薬局については、医療機関のできるだけ近くに出店する・処方箋調剤業務に特化した店舗レイアウト・調剤報酬制度の種々の条件をクリアできるような業務フローの確立といったものがパラダイムとして挙げられます。

薬剤師については、処方箋で指定された薬を、できるだけ早く、正しく、分かりやすく患者に渡すことが大事・処方箋調剤に専念する・適正にレセプト請求を行えるといったことでしょう。

これまでは、こうしたパラダイムに基づいてビジネスモデルを組立てれば利益が上がり、薬局経営はうまくいっていたのではないでしょうか。一方、処方箋40枚／日あたり１人の薬剤師配置が療養者担当規則で定められていること、2000年以後、急速に医薬分業が進展したこと、薬学教育が４年から６年に延長され、２年間、新卒薬剤師の卒業が基本的にはなかったことなどの要件が重なって、薬剤師の需給バランスが大きく崩れました。

薬局経営においては、きちんと調剤ができる薬剤師を十分に確保しておくことがビジネス展開に不可欠だったなか、薬局規模の大小を問わず、薬剤師の採用が難しくなってきました。その結果、転勤・残業・在宅をしたくない、もしやれと言われたら別の薬局に転職するというケースなども増えました。

薬学生や転職を考える薬剤師にとっては、どの薬局に就職しても、基本的にやるべき仕事は決まっています。そのため多くの場合、職場は給与や待遇や福利厚生などによって選ぶことになります。Ｍ＆Ａが盛んになり、ますます巨大化していく大型調剤薬局や、急速にシェアを伸ばしてきた調剤併設のドラッグストアなどと、私たちのような中小薬局が提示できる採用条件には厳然たる差があります。こうした事態を受けて、中小薬局はますます人材確保に困るようになってきたのではないでしょうか。

☑ パラダイムが変わる二つの理由
しかし今、先に挙げた薬局や薬剤師の定義とそれに基づくビジネスモデル、

すなわち**薬局業界で当然と考えられてきたパラダイムが、大きく劇的に変わろうとしている**のだと思います。それはなぜでしょうか。

一つめの理由は、**従来の立地依存型の外来業務専業薬局では、規模の大小を問わず、採算を確保することが難しくなってきたこと**です。新型コロナウイルス感染症拡大を防ぐため時限的・特例的なオンライン診療・服薬指導の取扱いを発出した2020年の事務連絡への対応「0410対応」は、患者さんの受療行動を大きく変えました。病院の隣の薬局に行く必要はないと気がついた患者さんの中には、新型コロナウイルス感染症が5類に移行し、0410対応が中止になっても、従来のように病院へ行ってから、近接する薬局に立ち寄るという行動パターンに戻らない人も出てきました。

二つ目の理由は調剤報酬制度の変化です。対物から対人へという流れを反映するように、調剤報酬も徐々に変わってきています。端的に言えば、**薬を渡すまでの業務に専念しているだけでは、今までほど調剤報酬をいただけなくなってきており**、この傾向は今後も続くと予想されています。

客数が減り、客単価が下がれば売上が下がり、採算性を担保することが難しくなります。客数を増やし単価を上げる施策は、今までとは大きく異なる薬局や薬剤師のあり方を通じてしか生まれません。

パラダイムシフトは劇的、革命的に起こるとされます。2年に1度の調剤報酬改定が、そのきっかけになるでしょう。パラダイムシフトが薬局業界で起ころうとしていること、すなわち、薬局のあり方が再定義されようとしていることを意識しながら、自社の薬局経営に取り組むことが重要だと思います。

idea 07

「再定義」された薬局に変わるポイント

「処方箋調剤薬局」を成立させてきた前提の変化

私も含め現在、わが国では保健薬局を「処方箋調剤薬局」として認識しているのではないでしょうか。業界が変わる、変わると言いながらなかなかこの点、変わらずに来ました。

何を隠そう、私も社内に半ば本気で「クルクル詐欺」をやってきたと言ってきました。2年ごとの報酬改定のたびに「次こそくる！」「次こそくるぞ！」といいながら、全然来ない……。そんな状況が続いてきたのだと思います。でも、いよいよ来そうです（ホントか!?）。

「処方箋調剤薬局」は、医師から対面での診療を受け紙の処方箋を自分で薬局に持ち込んでもらうところからスタートします。薬剤師は処方箋を受取って処方監査を行い、疑義があれば照会して解消したのち、薬局内で自分で薬を取揃えます。それから待っている患者さんに薬を渡す時、対面で服薬指導を行い、一連のできごとを可及的速やかに薬歴に記載……。こうして年間8億枚の処方箋が発行され、7.5兆円市場と一大産業として栄えたわけです。私も

この市場のおかげで、今日も生きています。

薬剤師の本分に対するジレンマや、薬局経営者と処方医との関係、さらには巨大企業との人・モノ・カネにおける勝負（？）など課題はたくさんありますが、「客数×単価」で考えれば、一応きちんとビジネスとしては成り立ってきました。調剤報酬が変われば薬局もその都度やり方を変えましたが、抜本的な改革には至らなかったので、それほど劇的な変化はありませんでした。

ただ、新型コロナウイルス感染症によって2019年度から来局患者数が1割程度減少したことにより、保険薬局の4割が赤字になったことは記憶に新しく、現状の経営バランスの危うさは肌感覚としてあるのではないかと思います。そして今、**この「処方箋調剤薬局」を定義する前提が大きく変わってきています。**

☑ 前提の変化①　処方箋の電子化

オンライン資格確認と処方箋の電子化が始まりましたね。紙だった時は、それを窓口に出さないと始まりませんし、処方箋＝引換券みたいになって、薬をもらうことがメインになります。しかしこの制度が始まると、**処方箋を出しに行く・薬を受取に行くという感覚は希薄になっていくでしょう。**

☑ 前提の変化②　薬局内での調剤の変容

腹痛で今すぐ薬が欲しいといった場合であれば、受診後、医療機関を出てすぐ薬局に飛込むでしょう。しかし、生活習慣病の薬をオンライン診療で処方してもらったとか、リフィルといった場合は、そこまで急ぐわけではありません。処方箋が出てから数日内に手元に届けばよいという患者さんが増えていくでしょう。**処方箋（データ）応需店舗で調剤をする必要もなく、外部委**

託も可能になります。

☑ 前提の変化③　服薬指導の変容

服薬指導の変化としてはまず、オンライン化の進行が挙げられます。紙の処方箋を持ち込めば全部ワンストップで済ませるのが楽です。しかし、行かないのであれば、徹底的に行かずに済ませたいですよね。**処方箋の電子化は、すなわち、服薬指導のオンライン化**でしょう。

次に、オンラインで服薬指導するということは、手元に薬がない状態で説明することになります。調剤管理料の算定要件としてはいわゆる先確認が必須ですが、その時に服薬指導も済ませる**「先服薬指導」を必然的に行う**ことになります。

最後に、オンライン服薬指導を行う薬剤師は薬局内にいなくてもよいことがハッキリしたということです。すると当然ながら、**自宅からでも薬歴にアクセスできる仕組みがセキュリティ込みで、また自宅から薬局に調剤指示を的確に出す仕組み**が必要になります。

まさに大転換、パラダイムシフトで、これらを踏まえ私たちは三つのイメージを持っておくべきです。
①立地の意味合いは猛烈に薄れる
②商圏は劇的に広がる
③機能での勝負になる

医療機関の隣にあっても、従来ほどは患者さんが来ないということになります。顧客は極端な話、薬局に訪れる必要がなく、距離の概念はなくなります。

オンラインモールで買い物する時、店の所在地で選ばないのと同じです。薬剤師の求人・就労についても、今までよりも距離の意味合いが薄れたり、非常勤を常勤化できるなどの変化が起こりやすく、中小薬局にも展望が開けるのではないでしょうか。

ここで重要なのは、顧客体験・患者体験のレベルをどう上げるかです。コンサル風（！）に言えば、カスタマージャーニーをしっかり考えて、お客様（患者さん）に安心して喜んでもらうにはどうすればよいのかということと、一連の行動のなかでのペインポイントを見つけ、徹底的に解決していくことです。

簡単に言えば、**薬剤師のFAFの質を高めるとともに、処方箋データの送付と、服薬指導やフォローの受け方と、薬の受け取り方のカスタマーエクスペリエンスをいかに高めるのか**がポイントになるでしょう。

変化の時代に生き残っていくのは、**最も大きいもの、最も強いもの、最も賢いものではありません。最も変化に適応するもの**です。処方箋が紙でなくなり、調剤は自分の手元では行わず、自宅からでも服薬指導ができる。そういう時代に、患者さん、薬剤師と薬局パートナー、そしてあなた自身がどう変わっていくのか。考えどころはたくさんありそうです。

立地依存モデルの本当の課題とそこからの脱却

「水車小屋型薬局」から「水源型薬局」へ

これからの薬局は「水車小屋型薬局」から「水源型薬局」に変わることが大切、というのが私の考えです。要は、患者さんが集まる医療機関（＝水源）の近くに薬局（＝水車小屋）を立てれば自然とお客さんをゲットできて商売が成立つモデルから、自ら患者さんを集める、患者さんに選んでいただく薬局作りへの移行が大切ということです。

ビジネスとしては、水車小屋型薬局のように顧客が安定的に得られる立地を選ぶのは当然です。飲食チェーン店にも出店基準が明確にあります。しかし、薬は食事と違って「提供して終わり」ではないはずです。

☑ 水車小屋型薬局の課題

現在の、ある意味で形骸化した医薬分業のあり方では、ポリファーマシーや残薬の問題に代表されるように、医薬品の適正使用・医療安全の確保という観点から課題が多いと言うことも明らかになってきました。さらに、医療費適正化の観点から2兆円の調剤費の費用対効果に対する疑問は、以前にも増

して増えてきました。

私が何より思うのは、**水車小屋型薬局では薬剤師の尊厳とやりがいが担保しづらい**ということです。疑義照会をしても受け容れられない、ただ薬を出しておけば良い、薬剤師から聞くようなことはネットを見ればわかると言われるような環境で、19万人を超える薬局薬剤師という社会資源を浪費していくことは社会全体にとっても問題ですが、薬剤師自身にとっても大きな課題だと思います。

薬剤師が専門性を活かし、医療者としてのやりがいある業務に取り組むことができれば、薬物治療の質は飛躍的に向上し、最終的に医療費適正化にもつながる、という**悪循環を好循環に変える仕組み作り**。それが「水車小屋型薬局」から「水源型薬局」への転換です。

ただ、それがやりづらい。なぜなら今日この時点では「水車小屋型薬局」が圧倒的にヒトも顧客も、利益も確保しやすく、「水源型薬局」は見劣りするからだと思います。要は、商売として成り立たない、そんなものは寝言だ、ということなんだろうと思います。しかし、ここで考えることを止めてはいけません。先を見ればどこかでイノベーションについていけなくなり、優良企業であっても市場から撤退を余儀なくされる事態になりかねないということは、圧倒的シェアを誇っていたウォークマンの衰退など一般の業界でも起ってきたことです。

☑ 水源型薬局の成功戦略

では、どうすればよいのか。「**水源型薬局**」で**売上を上げ、経費を下げる**施策を考えていくことです。当たり前のことですが、これしかないのです。

経費を適正化する施策としては、**薬局パートナー制度の導入**があると思います。ただ、いきなりこれに取り組むのは難しいです。その前に
①業務フローの整理と見直し
②積極的な機械化とICT化
③上記二つを通じた「業務的には重要だが薬学的専門性がない」業務を浮き彫りにする
といったステップが必要です。

売上を上げるには、**客数×客単価の双方に対する手段**を考えることです。まず、客数を上げることに薬局自身がどこまで取り組めるかは、その名の通り「水源型薬局」を作る際に重要です。客単価を上げるには、調剤報酬制度に対応できる業務手順を整理することをベースに、調剤報酬以外の売上、つまり介護報酬（＝居宅療養管理指導）と自費（＝セルフメディケーション）によるOTC医薬品の販売を手掛けていくことになるでしょう。

☑ 水源型薬局を作るステップ

無関心客→見込み客→新規客→既存客→ファン客というステップを踏んでもらうためどうするのか、そして、各フェーズの離脱組にどうアプローチして戻ってもらうのかということをPDCAを回しながら行い、最終的に既存客、ファン客を増やしていくこと。これが「水源」を作ることに他なりません。医療機関は規模の大小を問わず、必ずやっていることです。薬局におけるICTの活用は、このような時の患者データベースの活用に繋がっていくと思います。必ず、チェックしておくべき事項だと思います。

idea 09

事業を広げる新しい顧客体験

薬局もモノづくりから
コトづくりへ

京都に村田製作所という会社があります。自転車に乗るロボットが登場するCMなどでご存じの方も多いのではないでしょうか。「製作所」というぐらいですから、モノづくりに特化してコンデンサーや携帯電話の部品作りを手掛けてきました。

同社が大きく成長した要因としては、汎用品の開発と、顧客ごとの専用設計品の開発という二つのポートフォリオを回してきたことが挙げられます。これらはいずれもモノづくりです。ただ昨今は第3のビジネスモデルとしてソリューションビジネス、つまりモノではなくコトを作る事業を進めておられます。

薬局も同じだと思いました。

上場企業がいくつも登場し、店舗数も約6万施設と業界がここまで大きくなったのは、薬というモノを正しく、早く、分かりやすく提供することに特化し

たいわゆる門前調剤というあり方です。村田製作所のポートフォリオで言えば**汎用品ビジネスに相当する**のかもしれません。

そして、この10年ぐらいは、抗がん剤治療・緩和ケアなど個別対応が必要な方にもクリーンルームを作ったり、麻薬の在庫を増やしたりしながら活動の幅を広げてきました。こちらは村田製作所の**顧客ごとの専用設計品に相当する**と言えそうです。では、薬局が村田製作所のように、モノからコトへとビジネスを広げていくにはどうすればよいのでしょう。

私は、薬局がどんなモノ（薬）を渡すかということから、どんなコト（体験）を提供できるかということへ注力するポイントをシフトしていくことが重要だと考えています。これはつまり、**対物業務から対人業務へのシフト**にほかなりません。このため薬局に必要なのは、**人から人へというビジネスに向けて顧客もスタッフも集まる環境を創り上げる**ことです。

idea
10

対人業務の推進に不可欠なこと

自薬局の展望をどう描くか

YouTubeの**狭研チャンネル**に、「対物業務の効率化は中小薬局を潰すのか」と題した動画（2021年6月27日公開）をアップしています。この動画では、内閣府主催の規制改革推進会議でお話しした、いわゆる外部委託について解説しています。タイトルは逆説的ですが、私は、**中小薬局が残るためには、対物業務の効率化を進めていくことが不可欠**だと思っています。

一般に、モノづくりやその販売においてはスケールメリットの影響が大きいので、巨大資本が勝ちます。実際、ガソリンスタンドやコンビニ、医薬品卸などは大手数社に集約されています。

「薬局の未来も同様だ」という意見もあります。たしかに、モノを渡すだけが目的の「調剤薬局」であれば、その通りだと思います。

しかし世の中には、大手に集約される動きが見られない業種もあります。その代表例が飲食店と医療機関です。飲食店には、ファストフードや居酒屋、

ファミレスなど全国規模のチェーンを展開している企業もありますが、小企業や個人店のほうが総数としては多いですよね。

クリニックも同様です。全国展開している美容外科グループなどはありますが、地域に根ざして保険診療を行うクリニックは多くが個人経営で、病院も同様です。

では「調剤薬局」と、クリニックや飲食店の違いはどこでしょうか。それは「対物中心の業務」か「対人中心の業務」かです。前項に続いて別の言い方をすれば「**モノを売る**」のか「**体験を売る**」のかという違いです。

お気づきのように、今後の保険薬局は後者を選ぶ必要があります。しかし実際には、この転換は進んでいません。それには二つの大きな理由があり、それをクリアすれば進むことができます。本項ではその理由と解決策を皆さんとシェアしたいと思います。

☑ 対人業務が進まない二つの理由と解決策

まず一つ目は、薬剤師の対物業務が忙しすぎることです。今でも対物業務のために残業しています。ここに新しい業務を加えれば、現場の負担を増やしてしまいます。ムリをすれば組織は破綻すると思うと、怖くてできません。手を付けたとしても、現場の猛反対や軋轢が生まれます。

もう一つは、対人中心の業務にシフトすると採算が合わなくなることです。現在の調剤報酬制度では、「調剤料」が半分を占めていますから、薬剤師を調剤に専念させることが経営のポイントになります。服用後のFAF（Follow, Assesment, Feedback）などに取り組んでも、人件費がかかるだけで売上にな

りません。ある程度まとめて実施しようとすると赤字が拡大し、社長としてはブレーキをかけざるをえなくなります。

では、これらの課題を解決するにはどうすればよいのでしょうか。

一つ目の対物業務の負荷を軽減するには、薬剤師の時間・気力・体力を温存することです。そのためには、**①業務フローの整理と見直し、②積極的な機械化とICT化、③「重要だが薬学的専門性が必要ない」業務を担う人材の育成**と活用が重要になります。

二つ目の課題はこれまでいかんともしがたかったのですが、「解体的改定」と評された2022年度の改定で一気に進めやすくなりました。調剤料と薬剤服用歴管理指導料という構成から、調剤管理料で調剤前の薬学的精査、薬剤調製料で取揃え、服薬管理指導料で服用後のFAFをそれぞれ評価する構成に変更されたのです。薬剤調製料は定額（1剤24点；病院は1剤11点）で今後は下がっていくことが予想され、薬剤師の時間を調剤前と服用後に振り分ける必要があります。

一番大切なのは、このように**薬剤師の仕事をモノではなく体験の提供にシフトすることを**推進することは、薬剤師というヒトの専門性と個性を生かせる大きなチャンスになるということです。そうなれば、中小薬局も競争力を持てます。この競争は、より良い薬物治療を受けたい国民にとって、あってしかるべき競争だと思うのです。

idea 11

アフターコロナのパラダイムシフト

顧客という概念を持つこと

先日、ある会報誌から「薬局経営について」というテーマで取材を受けました。記者さんの質問に答えながら、新型コロナウイルス感染症がもたらした薬局業界のパラダイムシフト（COVID-19 Induced Pharmacy Paradigm Shift: CIPPS）において、**必要なのは「顧客」という概念**だと気づかされました。

企業は売上がなくてはやっていけません。経費削減も大切ですが、"ゼロ番目"にあるのは売上です。売上から原価や経費を差引いて残ったのが利益。シンプルな構造です。そして、売上は客数×単価。どんな業種でも同じです。

薬局、特に「水車小屋型」と前項で申し上げた立地依存型の調剤薬局では、客数を稼ぐには繁盛している医療機関と隣接し可能なら一体化することが大切です。単価は、調剤報酬点数表をなめるように読んで、できるだけ早く改定に関する情報を集め、点数が取れる仕組を作るに尽きます。「こんこんと湧き出る水源と場所を確保し、最もスコアが上がる仕組を作る」。薬局経営者の情熱の6割はここにあったのではないかと思います。残りの2.5割は人集め、

1.5割が業務フロー構築といった感じだったでしょうか。

薬剤師が「法律上（この捉え方が難しい）」いないと薬局運営できないので、薬局はとにかく免許を持った人を集めます。能力にバラツキがありますので、免許を持っていれば（本当は持っていなくても）誰でもできる業務フローを突き詰めていきます。特に調剤過誤はあってはならないことですので、防止にかなりの労力を割きます。

しかし、新型コロナウイルスにより事態は一変しました。水源が涸れそうになり、集客という観点で立地が意味をなさなくなりました。売上の二大要素である客数が維持できなくなり、さらに調剤報酬改定で客単価が下がりそうとなると見通しが暗くなります。

☑ 客数と単価のパラダイムシフトとは顧客の変容

ここで大切なことは、**客数と単価を今までと「違う形」で創り上げていくこと**です。これが、時代の変化に自社のビジネスモデルを対応させていく、すなわち先を読むということになります。そして「違う形」とは、顧客が誰かということにほかなりません。**薬局2.0の顧客とは、ある意味処方箋を発行するドクターや医療機関**でした。例えば「院長の2代目が就任した」「クリニックを改装した」「新しいドクターがやさしい」などの理由でクリニックの「顧客」が増えると、薬局の「顧客」も増えます。

CIPPSは、コロナ禍で不要不急の受診が減少したことに端を発します。しかも0410対応では、電話やオンラインでの診療後、電子処方箋を発行するので、特定の医療機関に近いというだけでは売上の維持が難しくなります。

私は、冒頭に述べた取材で、薬局経営には「顧客の概念」が必要だと指摘しました。今こそ、薬局の顧客は誰なのか、顧客の価値とは何なのか、考え直すべきだと思います。**薬局にとって顧客は医療機関ではなく、患者さんなのです**。無関心客→見込み客→初回客→既存客→ファン客というステップをイメージし、できるだけ多くの方が既存客やファン客として滞留しながら、新しい顧客が流入する仕組みを作ることが必要です。

そのためには、**薬というモノを売るのではなく、病気が良くなる、症状が軽くなるという体験を売る**必要があります。前者であれば重要なのは利便性や価格ですが、後者であれば、**薬局や薬剤師の専門性と人間性が重要になります**。前者は大手に負けます。後者は大手と同じ土俵で切磋琢磨できます。ここが中小の活路だと思います。

単価においては、調剤報酬を解析し尽くすに加え、介護報酬（居宅療養管理指導）や保険外、すなわち自費を入れ込むことが大切です。漢方薬やOTC医薬品、機能性表示食品は最終的な目標かも知れませんが、アメや経口補水液、生姜湯、体温計、何でもいいのです。ポイントはここでも、**モノではなく体験を売る**こと。体験を売れば、「これ、いくらにしてくれるの？」というやりとりから離れていくことができます。

ちなみに、**医療機関は必ず顧客の概念を持ち**ます。クリニック内覧会やバスの放送広告は、無関心客を見込み客にする最重要ステップです。ここにはコストがかなりかかります。1人当たりの顧客獲得費用が2〜3万円かかるケースもあります。院長が受付をきれいにしたり、スタッフの接遇マナーをやかましく注意するのも、コストをかけてせっかく来てくれた「初回客」が落胆して離れていかないためです。院長自身も患者を治すだけでなく信頼関係を

構築すべく人間性やコミュニケーションを磨きます。そして、もし、患者さんが自分を信頼してくれていることが分かったら、「よかったら旦那さんも、ご一緒に受診なさってくださいね」などと、一般に言う営業まがいのことまですることは、クリニックの院長にとって決して珍しいことではありません。

薬局も工夫と努力によって、顧客の概念を持つことができますし、持つべきです。その上で、今までと異なる形で医師や医療機関との関係を作ることが重要になると思います。

idea 12

かかりつけになるための投資とその意義

薬局におけるLTV戦略

コロナ禍を受けた薬局業界の変化（CIPPS）において起きた患者の受療行動は、オンライン診療、オンライン服薬指導やリフィル処方箋、電子処方箋によってさらに大きく変わろうとしています。

端的に言えば、自宅→医療機関→薬局→自宅というGolden Triangleが消滅しつつあります。立地から機能へというメッセージが厚生労働省から「患者のための薬局ビジョン」として打ち出されたのが2015年10月。いよいよその雰囲気が強くなってきたとも言えます。

立地の意味が薄れていく中、薬局は機能で顧客を獲得し、キープしなければなりません。調剤報酬も対物中心から対人中心へシフトしています。外来・在宅・OTC医薬品で薬剤師によるFAFを実施していかなければ、客数も単価も上げることができず、売上がキープできないという事態を招いてしまいます。

「大変だ！」と感じるかもしれませんが、**一般の小売業やB to Cビジネスではごく普通のこと**です。「調剤薬局」はビジネスモデルとしては特殊で、だからこそこの40年間で急速に発展したと言えます。もちろん、私の薬局もその恩恵を十二分に受けました。ただ、永遠に続くビジネスモデルはありません。

☑ 顧客生涯価値（LTV）の最大化に注目しよう

パラダイムシフトが起こる中、一般のB to Cビジネスと同様に薬局でも顧客生涯価値（Life Time Value: LTV）を考えるべきだと思っています。LTVとは、**顧客1人が生涯にわたり、自社にどのぐらいの収益をもたらしてくれるのかを表す指標**です。

薬局においては、1人のお客さん（患者さん）がどれぐらいの利益をもたらしてくれるのかという視点が大切になってきます。顧客が立地条件で来る場合には、流れていく患者さんを注視する必要がありませんでしたので、LTVを意識してこなかったのだと思いますが、これからは違います。本項では、LTV向上に必要な三つのポイントを薬局の観点で整理します。

☑ ポイント①　投資対効果は時間軸で

時間軸とは、例えば慢性疾患の患者さんに、薬局や薬剤師をかかりつけと思っていただけると、顧客である期間は優に10年を超えることもあります。その関係性の中で、アップセル（より高価な商品の提案）やクロスセル（関連商品の提案）を実現したり、加齢による変化で訪問になったりするとなると、LTVは高くなります。

「投資対効果」とは薬局の場合、それに人件費（時間）をどれだけかけられるかだと思います。急な配送やコストに見合わない指導は人件費を先行投資し

ているともとれますね。かかりつけ顧客を獲得するため、ケチらずに行う意義はあると思います。

☑ ポイント②　LTVは「限界利益」で評価

人件費をかけるといっても、無制限にかけるわけにはいきません。鍵はLTVと相関性の高い2回目の購入（F2転換率と言います）です。**2～4回目の方に適正な時間や費用をかけるFAFのサービス体制を組むことが大事**だと思います。

また、「オンライン・オフラインで顧客接点の場を増やす」こと。去る者日々に疎しという言葉があるように、情報があふれる日常で、接点を維持しなければ顧客は離れます。**服用後のフォローやLINEでのつながり、オンラインでの服薬指導など、接点をきちっと保っていくことが重要**ではないでしょうか。

顧客をつかむのは、薬局自身なのだと言っても過言ではないでしょう。

idea 13

再来局につながる実は大切なポイント

「いかに来てもらうか」ではなく「いかに帰ってもらうか」

商売とは「いかに来てもらうか」ではなく、「いかに帰ってもらうか」であるという言葉があります。看板のない居酒屋の経営者ということで注目を集めている岡村佳明さんの言葉です。

考えてみると、私もこれまでいかに薬局に来てもらうかを考えてきました。外来だけでなくOTC医薬品でもそうですし、在宅でも指名してもらう、来てねと言ってもらうことを目指して頭をひねってきたように思います。

でも、その考え方にちょっとした違和感があり、どうしても拭えませんでした。ですから「薬を渡すまでではなく、飲んだ後までフォローする」という表現で、私自身の感覚を表現してきました。

薬局で「いかに帰ってもらうか」は、何にどのように注力するとよいでしょうか。丁寧な服薬指導とか、早くて正確な調剤によって実現できるのかもしれませんが、おそらく差別化しにくい、特色を出しにくいことです。対して

服用後のフォロー。これが、**要は患者さんに「ああ、来てよかった」と思って帰っていただくにはどうすれば良いのかを考えること**だと思います。

「いかに来てもらうか」ではなく「いかに帰ってもらうか」を考える。逆転の発想ですね。「なるほどな！」と思いました。

idea
14

薬局を変えるなら、患者の立場に立つ

クリスマスプレゼントを選ぶように、薬局を作り込もう

　自動車メーカーのマツダを、この10年近く、非常に元気だなと思って見てきました。私が医学生の頃、お父さんの古いルーチェ（しかもマニュアル車）に乗っていた同級生がいました。彼が買い換えたのが初代ロードスターだったことが思い出されます。当時、ユーノスというブランドラインから販売されていました。

　RX-7やコスモ、ファミリアやデミオまで色々な製品を出しながら、ニッサンやトヨタ・ホンダと比べるとどうしてもユーザーとの距離感があったのではないでしょうか（あくまで、個人的な感想です）。

　一時期は米国フォードの傘下となり、なんだか、ちょっと元気がないなという感じがしていました。ただ、最近変わりましたね。「Zoom-Zoom」というキーワードに加え、車名もCX-5やMX-5など、アルファベットと数字の組み合わせに統一されるようになりました。何よりデザインが、変わった気がします。一目でマツダと分かるようになったというのでしょうか。鼓動とい

うデザインテーマを置いているという話が記憶に残っています。同社のデザイン本部長を務める中山雅氏の考えかたには、「調剤薬局」からの脱却が求められ、変化する地域医療の中でどのような役割を薬局や薬剤師が果たすべきか方向性を作っていくヒントがあると思います。

中山氏は、**目指すものづくりをプレゼントに例え**ます。欲しいものを聞くのではなく、渡したときに初めて、「なぜ分かったの？」と驚かれるのを理想としているそうです。欲しいものを**ユーザーに尋ねるマーケットリサーチは愚の骨頂**とも表現されていました。

プレゼントの例えは確かにそうだと思います。「今度のクリスマスプレゼント、何がいい？」と聞いて用意することになるのは、単なるお小遣いや代理購入かも知れません。
この人に喜んでもらいたい、の一心で選んだプレゼントが、思い通り喜んでもらえた時に、両者の関係は一気に縮まる気がします。中山氏も紹介していますが「人は形にして見せてもらうまで、何が欲しいか分からない」というスティーブ・ジョブズも言っていますね。

☑ 顧客に聞くのではなく、なり代わること

薬剤師は地域包括ケアシステムでどのような役割を果たすべきか。
このように考えれば、医師や看護師、ケアマネにニーズを聞いて回るのは、正攻法のようですが「愚の骨頂」なのかもしれません。言うなれば、向こうからすると「ねぇねぇ、今度のクリスマス。何が欲しい!?」と聞いて回られているように感じるかも知れません。また、「そうですねぇ、じゃ、○○でお願いします」ということになって、「はい、どうぞ」と渡されても、それこそ、感動はありません。

中山氏は「心がけているのは、**顧客に聞くのではなくなり代わること**。ユーザーに乗り移り、自分ごととして捉えるのだ」と言います。この考え方は薬局や薬剤師、そして薬局パートナーとしてのあり方にも通じると思います。「調剤薬局」からどう変わるのか、薬を渡す人をどう脱却するのか、調剤事務からどのように範囲を広げていくのか？　聞いて回るのではなく、もし、私がお客さんだったら、患者さんだったら、訪問医だったら、ケアマネだったらとその立場になり代わって、もっと言えば乗り移って考えることが大事なのではないでしょうか。

そういえば、2001年に実家の薬局で勉強会を始めたのは、「自分の出した処方箋が、もし自分の薬局に持ち込まれたら、イヤだな」と思ったからでした。そこから薬局改革に取り組んで来たなかで、自分が在宅訪問診療をしながら「こういう薬剤師なら安心」「こういう薬局ならありがたい」と感じたことを具現化してきたのだろうと思います。まさに、相手に乗り移るというよりは、自分ごととして薬局を捉えてきたのだと思います。

業界を変えるのは「よそ者、若者、バカ者」というそうです。**よそ者とは、その業界を外から見ることで**、まさに自分事（顧客目線）として捉えやすいのかもしれません。中山氏もご自身で30年ものの初代ロードスターを持っていて、「それと同じなら、いらないな」というユーザー視点もデザインに活かしたという例を挙げています。まさに、入社直後という「よそ者」の時の自分が30年経ったらという感覚で考えられたのではないでしょうか。

私たちが新しい薬局作るためのヒントの一つには、大切な人へのプレゼントを選ぶ感覚を思い出すことがあるのではないでしょうか。

idea
15

経営のピンチをチャンスに変える

薬局のブランディングは「差別化」ではなく「独自化」

「調剤薬局」というビジネスモデルからの脱却の必要性を感じている人が、少しずつ増えています。これは、立地という条件で囲い込まれてきた患者さんが解き放たれつつあることにほかなりません。

医療機関の近くにさえあれば、患者さんの方から来てくれる。そんな夢のような状況は、オンライン診療や電子処方箋、リフィル処方箋、そして、オンライン服薬指導の普及とともに霧散してしまうことを覚悟しておいたほうがよいと思います。

まさに、薬局経営としてはピンチです。ただ、ピンチはチャンスでもあります。**数多くの薬局から「ここ！」と選んでいただくために重要なのはブランディングです**。「○○といえば××」というようにブランドを認知されることは極めて重要です。「ゴホンと言えば」とか、「ファイト！ 一発！」といったキャッチコピーは、まさにブランドが確立している実例ですね。

立地に頼った囲い込みからはずれた患者さんに、「○○といえば××薬局！」と認知してもらうため、どのようにブランディングするかを考えることはこれからの薬局経営に欠かせません。今まできちんと考えられてこなかったことなので戸惑うかもしれませんが、参考になる考えかたをシェアします。

☑ 目指すべきは「差別化」ではなく「独自化」。

ブランディングというとどうしても他社との違い、競合との比較、つまり「差別化」を考えがちです。一昔前、「特急調剤」という看板を掲げた大手薬局さんがありました。他店なら20分かかるところ10分で！という謳い文句。まさに「差別化」です。立地依存の薬局経営も、「他店なら100歩歩かないといけないけど、うちなら10歩！」という一種の差別化と言えるでしょう。

しかし、それでは長期的に見るとうまくいかないのです。競争戦略の研究で名高い米国の経営学者マイケル・ポーターは、競争優位性を確立するにはDifferentiation Advantageが必要という表現をしました。それが「差別化戦略」と訳されたことで、この誤解が広まったのかもしれません。競合との戦いに必要なのは、差別化ではなく独自化なのです。

この違いは、星占いと占い師の違いに例えられるかもしれません。星占いは、○○座のように大まかな分類で内容も「○○に気をつけましょう」とざっくりしたものです。数行で終わることも多く、新聞や雑誌、街のフリーペーパーに賑やかしのように載っていて無料です。一方占い師は生年月日や産まれた時間などをもとに「今年の○月から木星の影に入るので、そこから抜ける○月までは体調管理に気を付けてください」と個別に相談できます。一般の雑誌に載ることはなく、こちらから占い師を訪ねてじっくり話し、価格もそれなりにします。これは星占いが一般論であるのに対し、占い師は個別化され

た情報に基づいて顧客の悩み解決に役立つアドバイスをするという「個別化サービス」をまさにオーダーメイドで提供するのだと思います。薬局も、患者にとって「私だけのもの」を提供できるようになれば独自化を進めることができます。

より早く、より正確に、より便利に！という謳い文句はよく見かけますが、「より」というのは比較であり、「差別化」そのものです。そこから抜けだして「独自化」を進めていくにはどうしたらよいのでしょうか。

薬局が独自性を出すためには、薬剤師が専門性と個性を発揮して、個々の患者さんに対応したサービスを提供することが必要です。顧客体験は、薬剤師と薬局パートナーが協働して創り出すものです。それが、薬局のブランド確立につながり、顧客を囲い込んでいくことを可能にします。

「顧客起点の経営改革」を掲げる経営コンサルタント会社のStrategy Partners（東京都港区）代表取締役の西口一希氏は、インタビューで、「ブランディングは本来『長期のLTVが高い優良顧客を増やし、収益性に貢献したかどうか』で評価すべき」と述べています。薬局にとっての優良顧客とは、繰り返し訪れ、その薬局や薬剤師を「かかりつけ」として認知している方々です。

顧客のロイヤルティが高まるステップを思い浮かべながら、日々患者さんに接していくこと、**顧客が持つ本当のニーズ（薬が欲しいのではない）を考えて、行動していくことが**、少し時間はかかるかもしれませんが、**薬局のブランディングとその先の競争優位性の確立には不可欠**なのだと思います。

idea 16

独自性は当たり前と思っているものの中に

自社の「特色」は作り上げ方ではなく見つけ方が重要

薬局を元気にする最重要課題とは何か。それは特色を確立することです。特色がないことには、優れた人材の採用も困難です。「そんなの無理だよ」と思われるかもしれません。しかし、決して無理ではないのです。

誤解を恐れずに言うと、**特色というものは作るものではなく、見つけるものだと考えています**。特色を作ろうとすると、「在宅をしなくてはならない」「漢方が強みになるかも」などと、今の業務とは少し離れたものをゼロから作ることになります。また、給与や待遇、会社の規模などで特色を作り出すことも難しく、結局、「そんなの無理だよ」となってしまいます。

しかし、特色は見つけるものだと頭を切り替えると、不思議と知恵が湧いてくるものです。自社の現状をよく見て、「これは、ほかの薬局にはないよな」ということを、特色の第一歩として捉え直すのです。

例えば私の場合、17年ほど前に薬局の社長になった時、その薬局は何の変哲

もない調剤薬局でした、そこで見つけた特色は「社長が医者」ということでした。社長が医者となれば、「バイタルを教えてもらえる」「処方箋の内容が分かる」「薬歴の書き方に医師の知見を生かせる」など、無理めなことも含めて、いろいろな特色を見つけられます。

また、漢方薬やOTC医薬品を20年近く熱心に扱ってきたという実績もありました。「そこも特色になるかな」と、当時は珍しかった血流計などを使って取り組みました。結果的に、当時は採算を合わせることができませんでしたが……。

皆さんの薬局でも、特色を作るのではなく、ぜひ見つけてください、社長のプロフィール、薬局の歴史、今までの活動など、なんでもよいです。**本人は当たり前と思っていることも、他人から見ると、お！と思うような特色がある**ものです。

特色探しのポイントを三つご紹介しましょう。

一つ目は**半笑いでやる**こと。あまり真剣に考えずに、「これって珍しくない!?」といったノリでやることが大切です。

二つ目は**「謙遜禁止」**です。日本人は謙譲を美徳と考えがちですが、「こんなことぐらい」などと考えず、厚顔無恥をよしとしましょう。「これは他にはない特色だ」ということを改めて客観視することです。

三つ目は**朝令暮改を旨とする**ことです。しばらくやってみて「これは違うな」と思えたら、別のことを考えてみましょう。私も、自社の特色を考えた時に

いくつも失敗してきました。失敗を重ねるなかで、特色を見つけ出していくことができます。

特色は作るものではなく見つけるもの。人材採用にも特色が大切。三つのポイントを忘れるな。これらを念頭に置いて、ぜひ特色探しに取り組んでみてください、

idea 17

ストーリー・決意・目指しているものを整理しよう

あなた自身の棚卸し、してみませんか

前項で「経営のキモは特色」とお話ししました。しかし、ウチの薬局に特色なんてあるかな？　という読者の方もいるでしょう。ご心配には及びません。どんな薬局にも、どんな会社にも必ず一つ、他の会社にはない特色があります。

それが、あなたです。ここまで生きてきた経歴やストーリーはまさに唯一無二の**「あなたという個性」**です。本書の読者は、薬局の経営者やリーダーの立ち位置にいらっしゃるかたを主な対象としています。今の立場になる時には逡巡も、理想もあったでしょう。そういった思いは、慣れや毎日の雑事で忘れていってしまいます。さらに謙譲の美徳が重なって、つい「たいしたことはないです」などと言ってしまいがちです。

もちろん、そんなことはありません。あなたが**今の立場になるまでのストーリー、なる時の決意、そして目指しているもの**。これらを"棚卸し"して整理してみることをお勧めします。

私自身は薬局の長男として生まれ、「薬剤師になるな、医者になれ」と言われて育ち、医師になりました。その後外科医としてがむしゃらに働きましたが、医師としての限界を感じたことや、様々な縁やタイミングがあって、薬局を運営することを決めました。

そうなれば医師としてのキャリアを離れるわけで、それに見合ったことをやらないと自分自身納得できないと思い、「新しい医療環境の創造」を経営理念に掲げて母の会社を改組しました。

それから15年あまり。気がつくと外科医人生よりも長くなっています。目指していることは、薬剤師が薬剤師としての専門性を発揮することで、より良い医療がこの国で、さらには世界で行われる時代を実現することです。このストーリーが、結果的に当社の特色の根本にあると思います。

このように、**あなたのストーリー、決意、目指しているものを整理**してみませんか？「そうか、狭間が言っていたのはそういうことか」と思ってもらえたら、ぜひ私や周囲に教えてください。人に言うことは自分で聞くということ、文字にすることは自分で読むことで、具現化への第一歩になるからです。

idea 18

次世代の薬局と薬剤師が取り組むべき分野とは

薬局3.0の解像度を上げる三つの要素

私は2006年にこれからの薬局のあり方として「薬局3.0」という概念を打ち出しました。いわゆる「門前薬局」ではない「今とは違う」薬局の形です。なぜなら、当時の私には、焦りに似た気持ちがあったからです。

早いもので、それから18年あまりが経っています。この間、医師としての働き方が大きく変わりました。当時は週に1〜2回の外来バイトと古巣の病院で手術の手伝い、健康診断センターで健診業務などをしていました。

2008年頃からは知人の医師の在宅療養支援診療所で個人宅への訪問診療と、地元の小学校の校医だった先生のクリニックで外来をしていました。2009年から介護施設の訪問診療を開始し、そこに訪問している弊社以外の薬局との連携を試みるようになりました。

2011年には介護施設への訪問診療でほぼ毎日が占められるようになりました。2013年からは、弊社薬剤師と今の協業スタイルを創るようになりまし

た。2〜3年で担当する介護施設が一気に増え、医薬協業創形や必要な薬局パートナー制度のあり方が決まって、少し落ち着いたかなと思ったのですが、2015年から突如、病院に籍を移すことになりました。

2015年からの9年は結構大変でした。いわゆる病院のM＆A案件で、買収側の人間として行きましたから、結構色々とありました。3〜4年間、試行錯誤をしながらだいたいのことが収まり、少しほっとしかけた時に、COVID-19パンデミックが発生。築40年以上の病院にコロナ病床を作ることになり、院内感染の対策も含めて大変でした。今も課題はありますが、その質は大きく変わり、採算性も担保しながら、より良い病院作りへスタッフが一丸となって取り組むという段階に進めることができています。

医師としての私の働き方が大きく変わったこの16年の間、薬局だけでなく病院の薬剤師の先生方ともご一緒するようになってきました。薬剤師のあり方や、医師、看護師、管理栄養士、理学療法士などのスタッフとどういう連携をしていくべきかも見えてきた気がします。

また、この間に当社の薬局薬剤師がこの病院で1年間研修するプログラムを組みました。すでに4名の薬剤師が研修を修了し、今は5人目、6人目が研修に入るようになっています。彼らの成長は、めちゃくちゃ良いですね。薬剤師の病院研修は、やり方によってはかなり有意義なものになると思います。給料や雇用保険といった課題はありますが、解決可能だと思っています。

そんな中で「薬局3.0」の解像度も上がってきたので、まとめておきたいと思います。

☑ 「薬局3.0」の薬局が取り組む分野

比率の違いはあっても**外来、在宅、OTC医薬品**という三つの分野を想定しておくべきだと思います。また、外来や在宅の処方箋を応需するだけでなく、**機能性食品を含むOTC医薬品**などの適正使用を通じたセルフメディケーションへの参画も、薬局の取り組む分野として欠かせないものになっています。

2006年頃、当時珍しかった「在宅医療専門薬局」をつくりました。それはそれでとんがっていてよかったのかもしれませんが在宅だけ行う薬局は地域における医薬品と健康情報の拠点としての薬局の役割が果たせなくなるという問題点があることが分かりました。

☑ 「薬局3.0」において薬剤師が取り組む分野

薬局薬剤師の仕事は対物中心から対人中心になります。**薬を渡すまでではなく、飲んだ後まで**ということです。OTC医薬品や機能性食品など、つまりセルフメディケーションについても同様です。

☑ 薬局パートナーとの協働

薬局と薬剤師が上記のように業務範囲を広げた場合、**薬局パートナーとの協働が欠かせません**。「門前薬局」は外来の対物業務に専念するビジネスモデルでしたが範囲を広げ服用後までフォローするとなると、ほとんどの業務を薬剤師のみで行うという従来のシフトの組み方では業務が回らなくなります。薬剤師以外の職種に一包化やピッキングなどの補助を認める「0402通知」に基づき、いわゆる薬局パートナー制度をしっかり構築し現場で稼働させていく必要があります。

お気づきのように、これら三つの要素を満たしていくと、

①薬局は、立地ではなく機能で選ばれるようになる。
②薬剤師の仕事は、対物中心から対人中心にシフトする。
③バラバラだった薬に関する情報が一つにまとまる。
といった変化が実現します。

薬局はこうした変化を経て「門前」から「かかりつけ」へと移行し、最終的には地域に点在する医療提供施設となっていきます。まさに厚生労働省が2015年に提唱した「患者のための薬局ビジョン」そのものです。本書を手に取る皆さんは、三つの要素を自社内に根付かせるイメージを持って運営に取り組んでいただきたいと思います。

idea 19

他業種の取り組みを経営変革に活かす

服薬関連サービスに参入した印刷会社

大日本印刷株式会社という大手の印刷会社の方と面談する機会がありました。当時の私は、在宅療養支援の現場には薬剤師も赴く必要があるはずだと考え、バイタルサイン講習会を開催したり、その運営母体として在宅療養支援薬局研究会を作ったりといった活動をしていました。「印刷会社の方が何の用事か」と思いましたが、話を聴いてみると納得できました。

その方によると、ペーパーレスの時代がやってくるのだから印刷だけではやっていけない。今は何とかなっているけれども、次の成長分野を見つける必要がある。ということでした。2010年頃のことです。

当時もペーパーレス化は徐々に進んできており、たしかにそうだなと思って聴いていると、自分たちが得意なのは、紙の上にインクを乗せる技術だということでした。色々な紙に色々なインクをきれいに載せる技術はどこにも負けない。この技術を使ってヘルスケア分野で服薬支援に乗り出したいとのことでした。

具体的には、薬のPTPに通電性のあるインクを印刷すると、薬を取り出す時にインクの部分が破れるので通電が切れる。そのタイミングを記録すれば、いつ服薬したか分かるので、何かに役立てられないかという話でした。

そこで神戸大学に紹介した結果、5年ほど前には実証実験まで進められていました[1]。ちなみにこの会社は、LINEを用いた服薬関連サービスも展開しています[2]。

この会社と並ぶ別の大手印刷会社のTOPPANホールディングス株式会社も、処方箋薬をコンビニ店舗で受け取れるサービスを開始しています[3]。印刷需要の減少に対する同様の危機感から取り組みを始めたのではないでしょうか。**印刷会社という"コンサバ"な企業が、ヘルスケア分野にどう取り組んでいくのか、注目していきたいと思います。**

参照文献
1）普及しやすい「服薬管理カレンダー」の開発および同カレンダーを用いた在宅医療における薬物治療適正化に関する実証試験を開始
https://www.dnp.co.jp/news/detail/1188184_1587.html
2）大日本印刷「LINEチラシ」に処方箋送信・服薬フォローを実現するサービスの提供開始
https://www.dnp.co.jp/news/detail/10161603_1587.html
3）処方せん薬をファミリーマートの店舗で受け取れるサービスを開始
https://www.toppan.co.jp/news/2022/05/newsrelease220525_1.html

Part 3

変わるために
できることを
探す

idea 20

変われない理由を自覚する

強くあること・賢くあることでなく、変化すること

「生き残るものは、最も強いものや最も賢いものではなく、最も変化に対応するものである」
こんな格言を目にしたことはないでしょうか？その昔、当時の首相だった小泉純一郎氏が国会の答弁で、ダーウィンの言葉として引用したものです。

この言葉、実は、ダーウィンが言ったのではないのだそうですが、事の真偽はさておき、この格言は、薬局業界に身を置く私たちにとっては、とても当てはまるものではないでしょうか。

振り返って見ると「調剤薬局」というあり方は過去30年ほどの間、基本的には変わらずにきました。今、時代の変化に合わせて「調剤薬局」のあり方を捉えなおした時、患者や地域医療にとっても薬剤師のキャリアにとっても、また薬局経営にとってもベストではないということが徐々に明らかになってきました。

この業態のように、薬剤師が薬を渡すまでしか担当しない業務のままであれば、ポリファーマシーや医師の働き方改革の問題は解決しません。6年制教育を修めた薬剤師にとって魅力的で情熱を注げる仕事にもなりません。対物から対人へとシフトする調剤報酬制度に対応できず、経営の採算性が担保できなくなります。

社会が進歩していく中で変わらずにいるのは、後退しているのと一緒……。そんな格言を聞いたこともあります。変わるということの重要性、また変わらないことがもたらす危険性は、今も昔も、また洋の東西を問わず、認識すべきとされてきたのかもしれません。

10年ぐらい前から、徐々にこうした変化の必要性を強く感じるようになっていました。この数年はコロナ禍をはじめとする社会情勢の変化もあり、より傾向がハッキリしてきたと思います。

しかし、周囲の変化に合わせて、自分も変わるということは難しい。その理由には、大きくわけて三つが考えられます。
①**人間は本能的に変化を嫌う**
②**成功体験を捨てることは難しい**
③**行動しない時のリスクは見えづらい**

☑ 理由①　人間は本能的に変化を嫌う

人間は変化を嫌います。それも理屈ではなく本能的に嫌うのです。この理由は何だろうと思った時に、やはり生命の危機に陥る可能性がでる行動は取りたくないからではないかと思います。

例えば、普段の通勤で通い慣れた道からちょっと外れた経路を選んだ時、ちょっとした不安を感じることはないでしょうか。知らない家の前を通れば門扉から猛犬が飛び出してくるかもしれないとか、狭い道をこちらに向かって自転車が突進してくるかもしれないとか……。

いつもの通い慣れている道であればそんなことを心配する必要はなく、注意すべき場所は知っているので改めて予防措置を講じることもできます。心理的な安全性が保たれているのです。それなのに１本道をそれるだけで漠然とした恐怖が黒い雲のように湧いてきます。

調剤薬局という形態・対物業務に専念するという薬剤師の業務・外来調剤に専念し生産性を向上する工夫を凝らすというのは、いわば通い慣れた道のようなものです。ここから**外れようとした時に芽生えるネガティブな感情は「本能的なもの」**と知っているだけで、**心の持ちようも大きく変わります。**

☑ 理由②　成功体験を捨てることは難しい

「調剤薬局」というビジネスモデルは、本当に良くできていると思います。嫌みではなく、本当にそう思います。

まず、1974年のわが国が医薬分業に舵を切った施策に乗ったモデルであることが挙げられます。薬価差益を圧縮して医師が院外処方箋を発行しやすくするとともに、調剤報酬のインセンティブがついたことで、調剤薬局を出店しやすい環境が整いました。

急速に「市場」が広がる中、患者さんは医療費の０〜３割しか負担しなくてよいことが状況に拍車をかけました。国民に対して言うなればGo to Travel

ならぬGo to 医療が展開され、「顧客」が一気に増える要因となりました。

さらに、患者さんからは一部負担金をお預かりして残りは2か月後に支払われる社会保障制度があります。通常、ビジネスであれば売掛金を上げる時には与信管理が必要です。取引先や顧客が支払い能力を持っているか（信用してお金を貸せるかどうか）を確かめて管理する過程です。場合によっては焦げ付く（貸し付けたお金が回収不能になる）こともあります。調剤報酬は支払元が国家財源なので貸し倒れリスクが低く、債権化すらしていると言えます。

こういった、市場は広がる・顧客は増える・回収は心配ないという状況で国策に則った事業を展開してきたので、経済的メリットも大きかったと思います。人間は誰しも成功体験を捨て去ることは難しいです。変わりたいけど**変われないという状態は、実は変わりたくないという気持ちが強い**のかもしれません。

☑ 理由③　行動しない時のリスクは見えづらい

変わるとなると、今まで経験してこなかったことにチャレンジしなければならないので、やはり失敗するリスクがあります。リスクはできるだけ避けたいと考えると、いわゆる現状バイアスがかかり、変化しないことを選択したくなります。

しかし、**変化を起こすために行動しなかった時のリスクは、見えづらい**ものです。国策で広がった医薬分業は、2015年の患者のための薬局ビジョン以後、国策で変わろうとしています。立地から機能へ・対物から対人へ・バラバラから一つへという3つのキーワードを提示しながら、薬局は「門前から地域、そして、かかりつけへ」と方向性が示された意味を考えてみましょう。

門前調剤薬局のままでいること、対物業務に専念してさえいればよいと思うことは、5年後・10年後のことを考えると、かなり高いリスクがあると言わざるを得ません。

これら3つの理由は、いずれも「人間なら普通そう思う」ということだと思います。誰しも変化は怯える気持ちになるし、成功体験は捨てられないし、行動しない時のリスクは考えづらいものです。ただ、**自分にはそういう傾向があると折に触れて考えることができれば**、そういった思いが湧いてきた時に、「とはいうものの、変わらなくてはダメだよね」と思い直すことができます。

激動の薬局業界を生き残るのは、最も大きな会社でも、最も賢い会社でもありません。最も変化に対応できた会社だと思います。

規模の大小を問わず、会社がどう動くかはあなた次第です。ぜひ無駄に恐れることなく、変化に対応すべく、自分自身や薬局を変えていくことで新たな展望を開けていっていただきたいと思います。

idea 21

水源型薬局（薬局3.0）になるために

あらゆる可能性を否定せずに考える重要性

「○○の会社」と思っていたところが「あ、そうなんだ」という方向にシフトするというニュースはよく耳にしますね。例えば、ドラッグストアが調剤薬局を併設するという話題。今はまったく驚かなくなりましたが、当時はドラッグストアの閑散とした調剤コーナーを見て「こっちで黒字出さなくてもいいんかな」と要らぬ心配をしたものです。逆にドラッグストア形態の出店を加速させるという話題もありました。ちょっと高級なドラッグストアというイメージで進んでいかれるということです。

帝国ホテルがサービスアパートメントを始めるというニュースもありました。あのサービス、あの立地で30泊36万円、1泊1万2千円とは！　30㎡なのでコンパクトサイズですが、昼間は仕事で動き回って夜に戻る人ならありうる絶妙な価格帯にも感じます。フォーシーズンズの超高級レジデンスなど既存サービスと比較しても、なかなか「狙ってきた」事業だと思います。

任天堂も花札の会社でしたし、ソフトバンクはコンピューターソフトの会社

でした。創業時の事業モデルでずっとやっていくというわけではないのは、ビジネスモデルのライフサイクルを考えれば当たり前のことなのかもしれません。一方で任天堂が花札を作りながらいきなりネットゲームを作ったわけではありませんし、ソフトバンクも回線事業者になり、携帯事業者になって投資会社になってと、その時々で変化してきました。その時何が起きていたかと考えると、経営陣や社長が「あらゆる可能性を否定せずに」あるべき姿を考えるところがスタートになっているのではないかと思います。

リソース・強み・弱み・業界のあり方や動向、今後のメガトレンドなど色々なことを踏まえてあるべき姿を考える。矛盾するようですが**今の自分たちの状況を十二分に理解しながらも、それに伴う制約にこだわらずに、というかあえて考えずに、あるべき姿を見ることが重要**なのではないかと思います。

先ほどの帝国ホテルの例で言えば、立地・雰囲気・サービス・スタッフのホスピタリティなど有形・無形の資産があります。こうしたリソースを観光・ビジネス以外の人が使うとすると「超都心のセカンドハウス的なのはどうよ」と可能性を検討したのでしょう。テンポラリーに泊まると数言円する場所を、「往復の交通費や深夜のタクシー代などを考えるともう拠点おいてしまったほうがよくない？」というニーズに応えられる場所にできるのではないかという仮説を突き詰めたのです。

「ホテルはビジネスや観光で遠方からお越しになる方にご利用いただく、もしくは近隣の方の宴会需要で成り立つところ」という固定概念を、あらゆる可能性を否定せずに捉え直した結果がこの事業ではないかと思います。

さて、薬局はどうでしょう。「薬局は医療機関に隣接して存在し、医療機関で

発行された処方箋を持って行けば薬に交換してくれるところ」という概念が「調剤薬局」という4文字で縛られてきたのかも知れません。

帝国ホテルもコロナ禍で宿泊客が減ったように、薬局も隣の医療機関から来る患者さんが減りました。**薬局はそもそもどういうリソースを持っているのか、強み・弱みは何か、業界のあり方や動向・今後のメガトレンドは？　と考えた上で、以下のような観点からあらゆる可能性を否定せずに考えることが重要**だと改めて感じます。

☑ 薬局のリソース
医薬品の備蓄や薬剤師という専門職の存在も含め、医療提供施設としてのあり方をゼロベースで考えてみましょう。エッセンシャルな医療提供施設としてその地域での立ち位置をどう捉えるかが重要です。

☑ 薬局の強み
国家資格者がいてすぐに会え、保険も保険外も扱えるところでしょうか。制約があるとはいえ検体検査室が認められているのもすごいことです。薬局製剤も強みですね。

☑ 薬局の弱み
既存のビジネスモデルに慣れきっているスタッフのみならず、経営者も弱みになりえます。また調剤のみに依存する一本足打法的なビジネスモデルも弱みだと思います。牛丼専門店で牛肉がなくなったときのように、○○がダメなら今は△△で行きます的なオプションを持っていないことは弱みでしょう。

☑ 業界のあり方や動向

地域包括ケアシステムの実現に向け社会は動いています。高齢化が進み生産人口が減り、人口減も相まって保険医療そのものがシュリンクしていきます。改正薬機法や0402通知、オンラインへのシフトなど業界ルールが変わってきました。

以上を踏まえた今後のメガトレンドは「調剤薬局」という立地依存型対物業務専業薬局というビジネスモデルの終焉です。そんな中、薬局が目指すべきは、外来（門前・面）、在宅、OTCという三つの売上の柱を確立することです。これに介護事業等を並走させるやり方はあるでしょうが、それはホールディングスとしての考え方になるでしょう。薬局の基本はこの三つの売上。その観点で引き続き、本書も説明していきます。

idea 22

経営が安定しているうちに新しいことに取り組もう

東和薬品の取り組みに学ぶ薬局のこれから

2021年、東和薬品株式会社が後発医薬品市場の不透明性から、疾病リスクの検査市場に参入しました。過去10年にわたり、年々存在感を増してきた業界の一角を占める企業による取り組みです。

もちろん、関連業種への参入自体は珍しいことではありません。このニュースのちょっとした（かなりの？）驚きは、主力とも本業とも言える後発医薬品市場の先行きが不透明であることを背景にしたアクションだということです。このことからは、私たちの業界の今後を考える上で参考になる点が三つあると思います。

まず、**業界全体を俯瞰している取り組みである**点。つまり鳥の目、魚の目を持って自社を取り巻く環境を見ているということです。同社の社員の日常業務のほとんどは後発医薬品、しかも国内の対応です。日報を見ながら月次目標をクリアしていけるかどうかで予算・利益管理をするという極めてベタな仕事をされているはずです。このニュースが示すのは、**日常業務が行われて**

いる舞台そのものが今後どうなるのかを「見た」上での決断だと思います。

具体的には例えば、後発医薬品の使用比率が80％に達しつつある2021年現在、薬価の引き下げが毎年行われることになっていることからも、この業界はすでに成熟しています。ライフサイクル自体の先が見通せないというトレンド判断が根底にあるのだと思います。分業率が75％に近づき人口減に入る「調剤薬局」業界と、似ているところ、ありますよね。

次に、**関連事業にも手を広げている**点です。同社は疾病リスクの検査市場をとっかかりに、最終的には健康寿命を延ばすための新製品やサービスに取り組もうとしています。疾病リスクの検査市場自体はそれほど発展性がないとすら記されています。でも、その先にあるものを、高齢化が進むわが国でどういうニーズやウォンツが出てくるのかを考えながら探り当てようとしているわけです。

とはいえ、全く関係のない宿泊事業や飲食をしているわけではありません。その昔、バブルの前後で多角化経営が流行した時期に、ある巨大鉄鋼会社が鰻の養殖に参入した例がありました。硬い会社がえらい軟らかいものを、と話題になったそうです。上手くいかなかったようですが。

今回の決断は、**これまでの知識や技術を活かせる領域に少しずつ手を広げていく**取り組みと考えられます。

外来の保険調剤を行いながら、ホームでの仕事をアウェイでするというつもりで在宅に。在宅ではFAFを実践して対人業務の基本を学び、さらに外来調剤でFAFに取り組む。これらを通じて培った「人を見て考えて治す」力をセ

ルフメディケーションへ。こうした薬局のやり方は、このニュースを見ていると間違っていないと思います。

最後に、**本業がまだ「いけている」時に、アクションを起こしている**点です。これは非常に重要です。後発医薬品市場においては、まだ同社はいけています。使用率が低い都道府県ではまだ拡販の道はあるでしょう。そこを固く押さえていくことは、当面の売上と利益の確保には役立ちます。

しかし、そのような時だからこそ取り組まなければなりません。本業がにっちもさっちもいかなくなってからアクションを考え出しても、場当たり的なものになってしまって、上手くいく確率は極めて低くなります。

まだ、薬局は外来調剤での対物業務専念で売上も利益も出ています。しかし、そういう今だからこそ、次の展開を考えていくことが重要です。

薬局3.0とは、来ていただくだけではなく、こちらからも行く。渡すまでではなく、飲んだ後まで。保険だけではなく、自費も。そういう観点で取り組んでいきましょう。

idea 23

他業界の経営から薬局に活かせるポイント

本屋に学ぶ「薬屋」のこれから

本屋と薬屋。その昔は、どの町にも必ずあるお店だったように思います。2002〜2023年の20年間で書店数は約2万店舗から約1万店舗へと半減しました。（公益社団法人全国出版協会．2024/8/3閲覧．https://shuppankagaku.com/knowledge/bookstores/）原因としては、いわゆるネット通販・ネット書店の出現に加え、紙の書籍がデジタルやオーディオブック（本当に便利です！）へ移行している影響もあります。

保険薬局は2014年に60,027件を超え、2023年に至るまで増加傾向が続いています。この背景には調剤併設型のドラッグストアの増加や大手調剤薬局チェーンの拡大など様々な要因が存在しています。

私はオンライン資格確認・オンライン診療・オンライン服薬指導に電子処方箋が加わるという社会情勢の変化が、業界を変えるのではと長らくお話してきました。Amazonは2020年11月にアメリカで「Amazon Pharmacy」を開始しました。オンラインで処方薬を販売し配達するサービスで、2024年、わ

が国でも実施されることが決まりました。色々な変化がある中で、薬局数も半分でよいという発言があったとかなかったとか……結構ドキドキする話でもあります。

こうした状況の中、2022年、TSUTAYA書店が店舗を大幅に増やす計画が報道されました。人口2万人ほどの地方都市で書店に人が集まりだしていたことから、書店を単なる商品販売の場にとどめず、地域のコミュニティスペースや体験型店舗としての役割を強化する動きの一環と考えられています。

社会の動きは早く、2024年現在ですら状況は変わっていますが、この取り組みには薬屋のこれからを考えるヒントが三つあります。
①もともとのアクセス・認知度を活かす
②ものではなく体験を売る
③手持ちのデータを活用する

✓ ヒント① もともとのアクセス・認知度を活かす

本屋・薬屋はもともと立ち寄りやすい場所にあるはずです。また、地域の人々にとって、いつも意識しているわけではないでしょうが、本屋……、薬屋……と思い巡らすと、「あ、あそこにあったな」とか「ここにもあったな」といった感じになるはずです。これは、新しくお店を造りはじめることを考えると、大きなアドバンテージになります。**今、すでにあるものを活かす観点から、今回の取り組みも始まっていました。**

薬局は単なる調剤の場所というだけではありません。医薬品、医療機器等の品質、有効性及び安全性の確保等に関する法律（薬機法）改正で、「調剤と販売・授与の場」から調剤に加え「情報提供と指導を行う場」として位置付け

られました。頭の柔軟度を上げて**今の立地や認知度をどう活かすのか**、考えてみましょう。

☑ ヒント②　ものではなく体験を売る

TSUTAYA書店という「本屋さん」が何をしたかというと、地元の農作物を売ったり、地域の交流の場として書店の店頭を提供したりしたといいます。そのうえで、本もある。確かに、私の薬局の近くにある昔ながらの本屋さんも、子育てのサークル活動にスペースを提供したり、講師を呼んで相談会を開催したりしていました。その一環として本が売れるというわけです。これは、俗にいう「モノを売るな、体験を売れ」ということです。

薬局でも、処方薬やOTC医薬品・医療材料・健康食品などを売るのではなく**体験を売る、その結果モノが流れると考えると顧客は付いてきます**。初回客から既存客、そしてファン客への流れを作るエンジンはここにあります。

☑ ヒント③　手持ちのデータを活用する

リアル書店は書棚が限られています。また、在庫を抱え込みすぎることもできません。TSUTAYA書店は、Tポイントカードの会員（今は、Vポイントとして統合されましたが）、なんと約7,000万人のデータから年代・性別で売れている本のデータを活用して品揃えを決めていたそうです。薬局の場合、**顧客データベースやPOSレジのデータを「適正に」活用し**（これが大事）**、店舗の商品やレイアウトを変える取り組みが重要**です。コンビニエンスストアよりも多くの情報を薬局は取得しているはずです。

本屋に学ぶ三つのヒントを実践すれば、薬屋のこれからに光が差し込んでくるでしょう。ぜひ参考にしていただければ幸いです。

idea 24

必要とされる小売店のスタイルに学ぶ

なぜ、街の電気屋さんが残るのか

高齢化が進むとともに、医療機関への通院は難しくなります。超高齢社会の社会保障制度のあり方を考えれば、医療依存度がある程度高くなければ入院の継続も難しくなります。

2000年の介護保険制度の導入以後、在宅医療や在宅療養支援の仕組みが充実してきたのは、高齢者を中心にこうした「通院は難しいが、入院も難しい」方が増えてきたからだと思います。

一方、ADLや認知機能が低下した場合には、通院だけでなく、日常生活も難しくなります。入浴・食事・排泄などの生活介護だけでなく、その方の状況にもよりますが日用品や食品など日々の買い物なども支援が必要です。

いわば、**買い物難民と医療難民はオーバーラップ**します。2023年、ローソンが調剤併設店で処方薬と一緒に食品や日用品を当日配送するニュースが流れました。まさにこのことに対するソリューションなのではないかと思います。

翻って、こういったニーズに私たち中小薬局が応えられるかというと現実的ではありません。「やっぱり、大手さんや巨大資本の前には、なすすべはないのか……」という気にならなくもないですが、まだまだ諦める（？）のは早いと思います。

この20年ぐらい、いわゆる家電量販店が一気に拡大しました。最近は、県庁所在地などで駅前の百貨店が撤退した跡地に家電量販店が入っているケースなど目にします。便利なところにあるし、品揃えは豊富だし、配送サービスも充実しているし、何より安い。

また、その一方で、ネット販売も拡充しています。家電量販店が自社ECサイトを展開しているだけでなく、Amazonでもほとんどのものを購入することができます。

巨大資本の進出とネット販売の拡充を前に、昔ながらの「街の電気屋さん」は大きな打撃を受けていると思います。その中で生き残っているというか、新しい展開をしているお店もあります。これらの中に、中小薬局のこれからを考えるヒントがあると思います。

☑ ヒント①　同じ土俵で争わない

安い、品揃え豊富、配送無料！的な勝負は、絶対に負けます。**自分が勝てる土俵はどこなのか、**ということを考えることが大切です。電気屋さんでいうと、「対象を30代ファミリーに絞る」といった事例はまさに好例でしょう。大手は全方位型で頑張れますが、私たちにはそぐわないです。ニッチなエリア、ニッチな領域で占有率を上げることが大切です。

☑ ヒント②　サービスの目標を変える

生き残っている街の電気屋さんは、例えば、照明器具を売るのではなく暗いことが不便という問題を解決することをサービスの目標としています。得ることが目標なら①のように大手と同じ土俵で争うことになりますが、ここを避けるわけです。

「このスペックで、この価格！」ではなく、「暗くて新聞が読みづらい状態を解決する」ことに特化していきます。部屋の間取りや付いている照明器具、電球の交換時期などを把握し「御用聞き」のような存在として大手とは違う居場所を作っていくことができます。

☑ ヒント③　試行錯誤を繰り返す

これは大手からも学ぶところが多いと思います。どうしても失敗を恐れるあまり、中小薬局は新しいことにチャレンジしない傾向にあります。しかし、大手も盛大に失敗して、大々的に取り組んだことも、実はひっそり止めていることがよくあります。小回りの利く私たち、トップダウンがやりやすい中小薬局は、ある意味で「朝令暮改上等」で取り組んでいくことも重要になると思います。

コップに水が半分ある状況を見て、「もう半分しかない。あぁ、もうだめだ」と思うか、「まだ、半分あるので、いける！」と思うかは、こちらの捉え方次第です。

idea 25

施設在宅療養支援に取り組む理由

鳥の目・虫の目・魚の目で俯瞰してみる、深くみる、流れをみる

当社が運営するセミナー（薬局マネジメント3.0セミナー）でよく「鳥の目」、「虫の目」、「魚の目」というお話をしてきました。**鳥の目とは俯瞰して全体を捉える視点、虫の目とは対象を深く知る視点、そして魚の目とは流れ、すなわちトレンドを見る視点**のことです。ここでは薬局が「施設在宅療養支援」に取り組むべき理由について、これらの視点を意識してお話したいと思います。

「施設系の在宅療養支援は効率的」とされ、特に制度がスタートした当初は、医科で収益がかなり上がり、紹介ビジネスが跋扈したとされます。また、薬局でも、単に薬を届けるだけで居宅療養管理指導費を算定した事例が散見されたこともあります。

当社が施設系の在宅を最初に応需したのは2006年頃のこと。200室規模の特別養護老人ホームでした。施設で療養している高齢者の課題に直面し、何をすべきかを考え、解決策を見いだそうとしてきました。現在では2,500名を超える居宅療養管理指導を実施しているなかで個人の在宅は4％ほどですので、

当社の在宅は「施設特化型」といって差し支えありません。

このように施設在宅に取り組んできた理由について、私自身の、医師・薬局経営者・病院運営者という三つの立場から述べてみたいと思います。これらは虫の目ですね。

医師としてみると、施設の医療はほとんどが薬物治療です。多岐にわたる疾患を1人の医師が月2回の診療でみなければならない一方、医療スタッフは少数です。**単なる薬の配達では解決できない問題が多く、配薬・服薬支援、薬物治療支援を行う必要があると思い至りました。**薬剤師によるFAFやパートナー制度の導入は、まさにこの問題を解決するためにひねり出した対策と言えます。

次に薬局経営者としてみると、**施設在宅は移動という面である程度の効率性が期待できる**ため、基本として据えたいというのが実感でした。施設在宅で業務を確立したうえで、個人の在宅にも対応する流れが現実的だったと言えます。

そして病院運営者の立場でみると、入院するほどでもないけれど自宅に歩いて帰るのは難しい患者さんがかなり多いことが挙げられます。例えば、病状は安定しているが、食事・入浴・排泄などの生活介護を必要とする人が相当数います。家族がいる場合は、自宅で種々の訪問看護や介護サービスを利用しながら訪問診療を受ける手はありますが、家族の負担が大きくなりすぎたり、物理的に無理なことが少なくありません。やはり介護施設での生活環境が必要で、「在宅死比率40％」という地域包括ケアシステムにおける指標を実現するには、**施設療養者の薬物治療支援に薬局が取り組むことは重要**だと

思います。

魚の目による話題は、「高齢者の居住支援」です。厚生労働省と国土交通省が取り組んでいるもので、主に都市部が中心になると思いますが、虫の目で感じてきた課題などが挙げられ、それを解決するために介護施設等を整備すると述べられています。要は、**薬局が訪問すべき場所が、これからも作られる**ということです。薬局の経営・マネジメントやリーダーをつとめる皆さんは、それぞれの薬局で取り組むべき事案として検討してもらえればと思います。

どのように取り組むかについては、私たちが15年間にわたって実践し分かってきたこともあり、本書でもそのエッセンスをお伝えしています。参考にしながらオリジナルの方法を創り出していただきたいと思います。

idea 26

在宅が経営の柱になるための土台作り

薬局が在宅を始めるための三つのステップ

薬局が在宅に取り組むことは、経営戦略の観点からも欠かせない要素になっています。とはいえ、1〜2件ならまだしも、経営の柱として位置づけるほどのスケールにするのは容易なことではありません。では、どうすればよいのでしょうか。

まずは決断です。経営方針としてしっかり決めることが最初のステップになります。対外的にも重点施策として宣言することは、企業の大小を問わず重要なことです。

次に、**今ある業務整理**です。薬局パートナーを育成し現場に投入するなど薬剤師を心身ともに「ヒマ」にすることです。毎日の業務に忙殺されている状態では、社長が新しいことを持ってきても対応することは難しく、現場の余裕は必須です。

そして、**営業**です。単に「在宅を担当させてください！」とお願いするだけ

では難しいと思います。ただ、昨今薬局が服薬過誤に一体的に取り組むニーズは顕在化しています。営業と一口で言ってもなかなか難しいのですが、「求めよ、さらば与えられん」という箴言にあるように、**「機会があれば在宅を担当したい」ということを、患者さんにも医師にも、訪問看護や訪問介護の方にも、常日頃伝えておくことが重要**です。チラシを訪問や郵送で届ける手もあります。

また、既に在宅を始めている場合は、訪問先の方に紹介してもらうのも有効です。「お困りの方がいらっしゃったら、ご紹介ください」とお願いしておきます。その際にも「うちの薬局はこんな感じだよ」と伝えてもらいやすいチラシを渡しておくとよいでしょう。

決断、整理、営業をまず始めることで次の段階が見えてくると思います。今後も在宅は薬局経営の基本要素となっていきます。始めるのに遅すぎることはありません。まずは三つのステップを意識してみてください。

idea 27
セルフメディケーションに取り組む理由

富士フイルムのヘルスケア分野参入、四つの条件からみた薬局のこれから

私はセミナーなどの場で、しばしば富士フイルムとコダック（米イーストマン・コダック社）の話をしています。ご存じのように、富士フイルムは大手の写真フィルムメーカーでした。しかし、現在はフィルムに留まらず、化粧品、調剤の鑑査機器を開発・販売とヘルスケア領域に積極的に関わっています。

業態を広げるきっかけはコダックがいったん破綻したのと同じで、2000年前後に写真撮影がデジタル化に向かった潮流です。売上げの6割を占めるフィルム事業が消滅することが予想され、企業として存亡の危機に直面しました。同社はもともとレントゲンフィルムの実績があったため、医療分野への参入を検討したのですが、その際四つの条件が上がったそうです。

①**市場の成長性があること**
②**自社の技術がマッチすること**
③**競合が増えても勝ち続けられる可能性があること**
④**経験値が生かせること**

この四つをもとに成長戦略を描き、「アンゾフの成長マトリクス」などを活用して事業計画を検討していきました。決して手当たり次第ではなかったということです。富士フイルムのこうした手法は薬局の転換にも生かせるのではないかと思います。

例えば、「調剤薬局は在宅に行くべきか」を考えてみましょう。まず、市場については多死社会を迎え、「住み慣れた地域で最期まで」を国を挙げて推進していますので、当面、必ず成長していきます。調剤業務を自社内ではなく、患者さんのホームで行うことになりますが、技術的にも問題ないでしょう。競合については、届けるだけとか早さだけだと勝ち続けるのは難しいです。ただFAF（Follow、Assessment、Feedback）を通じたソリューションを提供していけば、自分のフィールドを確保できます。経験値については、基本は保険調剤ですから生かせますね。あとは物流管理です。

では、「調剤薬局はセルフメディケーションや予防に取り組むべきか」という点ではどうでしょう。

☑ 市場の成長性があること

今後、高齢化が進み、健康寿命の延伸に対する需要はさらに大きくなるでしょう。**人口減の社会においても、当面ヘルスケア領域は成長していくでしょう。**一方、人口動態や疾病構造の変化で、高度成長期と同じ社会保障制度のスキームを維持するのは困難ですので、国民皆保険制度のあり方が緩やかに変わっていきます。病気になると人生がエンジョイできず、それなりにお金がかかるという常識は広まりつつあり、予防とセルフメディケーションは成長領域と言えます。

☑ 自社の技術がそこにマッチすること

予防やセルフメディケーションにマッチする「調剤薬局」の技術を挙げてみます。

①病気のことや治療法について、この30年、薬局薬剤師は学んできた
②薬剤師のFAF（Follow, Assessment, Feedback）
③様々な健康関連イベントや在宅療養支援を行い、地域との接点を増やしてきた

☑ 競合が増えても勝ち続けられる可能性があること

「大手さんが資金力と組織力で一気に乗り込んできたら」という不安はどうしても捨てきれないかもしれません。しかし、薬剤師の勝負どころは専門性と個性です。病院・クリニックでも、大病院やブランド病院ではなく地元の開業医の先生が好きという患者さんはたくさんいます。それは**専門性と個性で唯一無二のポジションを得ている**からです。

☑ 経験値が生かせること

外来業務で培ってきた経験はセルフメディケーションや予防でも活用できます。もちろん、「渡すまで」で終わっていては無理ですが、FAFで身につけてきた経験値があれば、ヘルスケア分野でも十分生かせるはずです。

いかがでしょうか。読んでみて、薬局2.0から3.0への方向が浮き彫りになってきたらいいなと思います。

idea 28

セルフメディケーションへの具体的な関わり方①

「習慣・知識・タイミング」で FAFを活用していく

私はこれまで、**医薬分業から医薬協業へ**という話をしてきました。医師は診断と処方、薬剤師が調剤と服薬指導という「分業」では処方カスケードを避けづらくポリファーマシーや残薬を招いてしまいます。

協業では、医師が診断と処方を行うことは変わりませんが、薬剤師は、調剤と服薬指導だけでなく、服用後、患者のコンプライアンス、効果の有無、副作用発現をチェックし、薬学的にアセスメントして医師にフィードバックする、**いわゆるFAF**（Follow, Assessment, Feedback）**を行う**ことで薬物治療の質をより良くできます。

これによって、薬剤師の仕事は、対物（渡すまで）から、対人（のんだ後まで）にシフトし、薬局は立地ではなく「この薬剤師さんがいるから」と選ばれる可能性が高くなります。結果的に薬局をいくつも使い分けるのではなく、1人の薬剤師にかかりつけるようになっていきます。リフィル処方箋の導入、オンライン資格確認や電子処方箋、オンライン服薬指導の普及により、この

傾向はますます強くなるでしょう。

また、**服用後のフォローにより、在宅への道が開けてきます。**その後のアセスメントやフィードバックを行うことで、届けるだけの在宅からの脱却が可能になります。そうなれば居宅療養管理指導料もきちんと算定できますし、患者さんのポリファーマシーの改善やそれに伴う全身状態の改善が可能です。中小薬局でも在宅業務を事業の柱に育てていくことは不可能ではありません。

セルフメディケーションやセルフケアに薬剤師がどう関わるのか、ヒントを与えてくれるのがこのFAFです。三つのポイントに分けて説明しましょう。

☑ ポイント①　FAFにより患者を診る習慣を身につける

例えば「お腹がいたい」と訴える患者さんが薬局に相談に訪れた時。分業に慣れてしまうと、「そんなこと、僕に聞かれても……」と思ってしまいます。しかし、FAFを習慣化していると「二日前からムカムカして」というような症状をヒアリングでき、セルフメディケーションに関われます。ここで大切なのは日頃から、**電話でのフォローにせよ、単独訪問にせよ、自分と患者さんしかいないから自分で答えるしかない**というシチュエーションに慣れておくことです。

☑ ポイント②　薬学的知識を駆使することに慣れる

セルフメディケーションでは、問診を通じて患者の中で起こっていることを頭のなかでつらつら考えることになります。その際には、「この薬をのんでいるということは」とか、「この症状はあの病気によるものかな」といった思考が頭の中にあふれると思います。今ではスイッチ薬が多くなりましたし、昔からあるOTC医薬品でも成分名を見ると薬効薬理作用が思い浮かぶはずで

す。FAFを習慣化するということで、薬学的知識を活用して薬を選定することができるようになるはずです。

☑ ポイント③　受診勧奨のタイミングが分かる

渡したあと、売ったあとが勝負なのはセルフメディケーションでも変わりません。しかも医療用と違い、販売した薬に関わる唯一の専門家が薬剤師ですから、フォローもしやすいうえにアセスメントもより実感が湧くでしょう。

その際、「これは、自分が想定していた病態と違う」という気付きとともに、「これは、いつも処方箋を持ってくる人と同じ状態だ」と思ったら、受診勧奨すればよいのです。そして、来店までの経過と自分が何を考えたか、さらには、どういった薬をお勧めして、その後どうだったのかを書いた服薬情報提供書を書いてあげればよいのです。もちろん保険点数はありませんが、ここまで含めてOTC医薬品の価格の範囲なのだと思います。

薬剤師のFAFはこのように、セルフメディケーションに役立つというより必須となります。同様に、この業務を具現化するためには機械化・ICT化と対物業務の効率化が不可欠となりますので、本書でも詳述します。

idea 29

セルフメディケーションへの具体的な関わり方②

在宅業務から学ぶ
OTC医薬品販売の
「誰に」「どのように」「いつ」始めるか

在宅における服薬管理の問題に気がついたのは、2004年頃でした。当時、いわゆる門前薬局が四つある状態で、いかに隣の先生に機嫌良く過ごしてもらえるか、早く、正しく調剤して、のみかたをわかりやすく説明し、きちんと記録に残せるかということに専念していました。

しかし、地域のチェーン薬局や全国規模の大手薬局が大阪にも進出しはじめ、新規出店が苦しくなり、人材が採用できなくなったことなどで限界を感じていました。併せて、隣の先生にご機嫌でいてもらうためには、色々と心配りが重要で、それを優先させると、患者さんはもとより、自分の薬局運営にも少なからず影響が及ぶようになり、困っていました。

そんな時、近くの特別養護老人ホームが服薬管理で困っているので話を聞いてあげてほしいという依頼を卸さんからいただきました。薬局のあり方に限界を感じていた折に200名のホームの現状を知って驚愕したことが転機になり、2006年5月、四つの特別養護老人ホーム、併せて約400名の処方箋をメ

インで扱う、当時としてはかなり珍しかった在宅専門薬局を作りました。

半年あまりの活動で、薬剤師が調剤が終わった後まで関わる意義を確信し、事業の主軸をそちらに振ったのですが、まあ大変でした。当時、色々と教えていただいていた薬局経営者の方々からは、「在宅は儲からないよ」「大変だよ」「うちは、やらないよ」などのアドバイスをいただきました。当時の薬局経営のあり方を考えれば、まさにその通りで、そのアドバイスを聞かなかったために、大変な場面に遭遇しました。

ただ、それから18年が経過した今になってみると、当時取り組んで良かったなと感じます。

「意義はあるけど実際やると大変」。現在の薬局では、OTC医薬品販売がこれに該当しそうです。**どう取り組むかは、薬局のあり方に大きな影響を与えます**ので、かつての在宅への取り組みを題材として、取り組むポイントをまとめておきます。

☑ マクロのニーズを捉えておく

私が在宅業務へのシフトを強めたのは、在宅死の比率を上げることを国が国策として進め始めていたからです。高齢化が進み、慢性疾患がメインとなって家で亡くなることが普通になる時代がビジョンとして描かれたわけです。在宅で一定期間、ほとんどの方が薬物治療の医療を受けながら過ごす、そのための薬剤提供を担うのは薬局しかないわけです。将来、このニーズは必ず大きくなると考えました。

一方、今、国民皆保険制度を堅持するためには、「小さな病気は自助で、大き

な病気は公助で」という社会保障制度の基本的な考え方があります。手術や化学療法などには保険が適用されますが、慢性疾患で病状が安定している場合の診療や投薬に対しては保険が効く範囲は限定され、セルフメディケーションで対処することになるのだろうと思います。選定療養の仕組みは、まさにその流れと言えるでしょう。**今、保険でカバーされている薬もスイッチOTC医薬品化していくことになります。**

☑ 現在のスキルを生かす業務展開

在宅を始めた当時、「今までホーム（薬局）でやっていた仕事（服薬指導）を、アウェイ（患者宅）でするだけだから」と説明し、行きたがらない薬剤師さんを現場に送り出していました。当時、「在宅は大変」という印象がありましたが、「やることは同じ」と気がついた薬剤師たちは、どんどん飛び出していくようになりました。場所は違っても、患者さんの話を聞いて服薬指導をするという点は変わりなかったわけです。

OTC医薬品も同様です。臨床判断や臨床推論など、病気を推測して薬を選ぶ専門性がクローズアップもされますが、そういった専門性が求められる場面はそう多くはなく、スイッチOTC医薬品をメインにした指名買いになるとも予測しています。前項でも記載しましたが**重要なのは、現在の調剤と同様、渡した後のFAFです。**

外来や在宅の調剤で磨いたFAFの知識・技能・態度を生かし、患者さんのその後をフォローして問題を解決するためのコーチとして機能すればよいのです。セルフメディケーションについても「やること同じじゃん」と気づけば、ハマっていく薬剤師さんは増えると思います。

☑ 時期を見極める

私が在宅へのシフトで失敗した理由の一つは、タイミングが早すぎたことです。外来業務の市場が伸びている一方、在宅の立ち上がりが今ひとつだった時期に経営資源を在宅へ振ったので、業績は苦しくなりました。また、参考にすべき先行事例が少なかったので、自分で試行錯誤するしかなく、その意味でも苦戦しました。とはいえ、その時の経験が後に日本在宅薬学会の設立など、色々なところにつながったと思います。

早い時期にイノベーターとして入るか、立ち上がりそうな時にアーリーアダプターとして入るか、情勢がはっきりした時にアーリーマジョリティとして入るかは、トップの経営判断で決まります。リスクとリターンのバランスの取り方は、社長の生き方そのものかもしれません。**どの時期が良いかは一概には言えませんが、参入することは決めておいた方が良さそう**です。今や、在宅をやっていない薬局の将来は、極めて暗いと言わざるを得ない状況になりました。同じことがOTC医薬品の販売でも起きるのではないかと思います。

「愚者は経験に学び、賢者は歴史に学ぶ」これは、ドイツの鉄血宰相ビスマルクの言葉だそうです。私は愚者として在宅に学びましたが、皆さんはぜひ賢者として学んでいただければと思います。

idea
30

医療のDX、薬局・薬剤師のDX

国の施策から
薬局現場のデジタル化と
打ち手を予測する

内閣官房のウェブサイトは今後の国の方針が出ていて、興味深いです。そんなの関係ないよと思われるかもしれませんが、保険薬局は国が定めた社会保障サービスの一環ですし、**薬剤師は国家資格であり、免許を発行している国の意向を考えて行動することは重要**です。

昨今は医療DXに引き続くものとして、薬局DXや薬剤師DXがあります。確認すべき資料は「デジタル田園都市国家構想」。例えば基本方針案には薬局にも関係するDXについて記載されています（内閣官房．2024/11/9閲覧．https://www.cas.go.jp/jp/seisaku/digital_denen/dai8/shiryou3.pdf）。医療分野における未来技術の活用としては資料73ページから8項目が挙げられています。薬局、薬剤師について触れられているのは下記の3項目です。

(b) オンライン服薬指導の普及拡大
(c) 電子処方箋、オンライン資格確認の推進
(f) 医療提供体制に係る情報収集の効率化

打ち出された内容は、当時はどのくらい実現できるのかと話題になりましたが、今は着々と現実化していることが分かります。この内容を踏まえて、私たち薬局がどのように変化に対応していくべきかをまとめておきたいと思います。

(b) オンライン服薬指導の普及拡大
- 薬剤師の在宅でのオンライン服薬指導も可能とする等、患者の求めに応じて、全国どこでもオンライン服薬指導が可能となる環境整備に取り組む。
（同資料73ページ，厚生労働省医薬・生活衛生局総務課）

この通り、**在宅勤務の薬剤師によるオンライン服薬指導が具現化しました**。薬剤師には女性が多く、在宅対応可能な場合の勤務形態など留意点はありますが、様々なキャリアのあり方が広がります。

(c) 電子処方箋、オンライン資格確認の推進
- 薬局薬剤師DXを推進するため、電子処方箋の仕組みについて、今秋のモデル事業による全国的な検証を含め、安全かつ正確な運用に向けた環境整備を行い、2023年1月から運用開始する。また、オンライン資格確認について、保険医療機関・薬局に、2023年4月から導入を原則として義務付ける（中略）。あわせて、訪問診療・訪問看護等のオンライン資格確認の仕組みの構築を進める（中略）。
（同資料73ページ，厚生労働省医薬・生活衛生局総務課、保険局医療介護連携政策課保険データ企画室、デジタル庁国民向けサービスグループマイナンバーカード担当、医療班）

こちらも現在、マイナンバーカードを起点として、患者情報プラットフォー

ム整備が進んでいます。**薬剤師は患者に関する様々な情報を簡単かつ適切な形で入手することができるようになります。**服用後のフォローやアセスメントには情報がモノをいいます。ただ、医師に情報をフィードバックする際には、**得た情報やアセスメントをどう料理するのかという薬剤師の本当の力量が問われます。**

(f) 医療提供体制に係る情報収集の効率化
- 全国の病院等・薬局を検索できる医療情報サイトについて、2024年度の運用開始に向けたテスト等を行う。また、G-MIS30について、収集した情報を地方公共団体等と迅速に情報共有を行うツールとして、引き続き活用する。さらに、広域災害・救急医療情報システム（EMIS31）について、2022年度において、シングルサインオン32への対応や、共通するデータ等についてG-MISと連携できるよう必要な改修を行う。

（同資料74ページ，厚生労働省医政局総務課、地域医療計画課、医薬・生活衛生局総務課）

上項はとどのつまり、薬局が患者や医師から選ばれる条件です。本項目は行政から選ばれる条件と言えるでしょう。新興感染症対策は、2022年度診療報酬改定の四つの柱の一つでしたが、これに薬局がどうからむのか。**PCR検査や抗原検査への参画、抗ウイルス薬の配達、服薬指導など、やるべきことはたくさんあります。**門前の医師だけを見ていれば行政など関係なかった時代は終わるのだと思います。

後発医薬品が普及したように、いずれは普通のものになる。こうした未来を見据え、どのように動くべきかを考えておくことは重要だと思います。

idea 31

薬局が活用すべきデジタルツール

薬局が活用すべき三つの「オンライン」

医療でも存在感を増した「オンライン」。重要な特性に、距離が関係なくなる点があります。昔は、人と会えないということはコミュニケーションが取れないということでしたが、状況は変わりました。ICTやデバイスの発達、ネットワークインフラの整備により、人と人とのつながりは同時性だけでなく異時性のものも含めてどんどん深化しています。

医療においては、これまで対面が原則とされてきました。これには十分な意味があり、それによって保たれていた安全性や信頼性もあるのですが、技術進歩はかなりの部分をカバーしつつあります。薬局や薬剤師のあり方も大きく変わります。ここでは**薬局が活用すべきオンラインについて三つ解説**します。ぜひ、あなたの経営やマネジメントにお役立てください。

☑ オンライン服薬指導

薬局業務のあり方、顧客の獲得の仕方などはもとより、移動量が少なくなるのでビジネスモデルの組み立て方や生産性、作業効率なども大きく変わりま

す。オンライン服薬指導を導入するかではなく、まず**オンラインで今の業務はどう変わるのか、患者体験をどのように変えられるのかという観点**で、距離的な問題がなくなるという事実を考え直してみましょう。

☑ オンライン資格確認

これは、薬剤師の対人業務のあり方を根本的に変えます。先日、弊社の若手の薬剤師が外来業務を行ったとき、情報がなくて戸惑ったという話をしていました。弊社では、入社1年目にはまず在宅を行います。そこでは患者さんの基本的情報はもとより、医師の考え方や検査結果・看護師や介護士の記録・バイタルサインなど多くの情報が手に入った状態で処方内容を見て、患者さんの状態がどのように変わっているか検討するのですが、外来の初見の患者さんは、処方箋1枚しか情報がなくて戸惑ったということでした。

これはおそらく、多くの薬剤師が抱えている問題です。対物業務専業であれば、そういった情報は必要ないので困らないと思います。しかし、薬機法でも対人業務が薬剤師の職務として定められ、今後、調剤報酬がそちらにシフトしていくとなれば、情報は必ず必要になります。そのキーとなるのがオンライン資格確認です。**マイナンバーによって紐付けられた患者情報をどう生かすかが患者体験を変え、結果的に薬局の機能を決める**のだと思います。

☑ オンライン学習

働きながら知識の収集や習得をするのは、時間的な余裕がない中で厳しいことですがオンライン学習が状況を変えました。e-learningシステムやオンラインでの学会参加などは今まで得られなかった学習機会を私たちに与えてくれます。オンラインで見るだけなのにこの価格か！と思うことがあるかもしれませんが、交通費や移動にかかる労力と自分の時給を考えれば、むしろ安

いかもしれません。学会会場で人気のセッションに入りきれず、立ち見で聴講なんて、ある意味ナンセンスだと思いますよね。

今後、オンライン学習のインターフェースは、３ＤやＶＲも含めて飛躍的に向上する可能性があります。**オンラインでしっかり学ぶ習慣を社長自身が身につけていくことも重要**だと思います。ちなみに、私のオンラインサロンもその一つだと思います。これはオンラインの異時性コミュニケーションでなければ難しかったと思います。

idea 32

調剤報酬に収載されるような活動をしていこう

「算定してはいけない」と、「実施してはいけない」は別

保険調剤業務や介護業務（居宅療養管理指導）に従事する私たちは、調剤報酬制度や介護報酬制度に則って正しく請求することが大切です。そのため報酬改定の内容を何度も読み返し、クリアしていくために薬局の体制を整えたり、薬剤師の業務を見直したりします。

もし「算定要件」が満たされていないのに調剤報酬や介護報酬を請求すると「不正請求」となり、返戻になるだけでなく、中身や程度によっては処分の対象になります。適正な請求を行うことは極めて重要ですので、社長もスタッフも、この報酬制度の内容に沿って行動するようにしています。

ただ、私自身もそうだったのですが、**報酬制度を遵守することに没頭するあまり、「算定できないことはやってはいけない」と思い込んでしまいがちで**す。「そうじゃないの？」とか、「なんのこっちゃ？」と思われるかもしれませんね。少し解説してみましょう。

10年近く前、ある会合の後で、厚労省の技官と薬剤師の居宅療養管理指導について話をしていました。この算定に際しては、「1カ月に4回を限度として所定単位数を算定する。算定する日の間隔は6日以上とする」となっています。1カ月に4回ですから週に1回。業務フロー上、毎週○曜日と決めておくことが多いと思いますが休日を挟んだりするとずれてしまうことがあります。そうすると、間隔を6日以上開けるというルールが達成できなくなりますので、別の曜日に移さなければならず、困ってしまいます。せめて5日以上という規程であれば、もう少し自由度が増すのに……。そんな愚痴のような話をしていました。

すると、その技官が、「え？　間隔が5日間でも（管理指導を）実施したらいいじゃないですか」と、ちょっと微笑みながら言われたのです。「いやいや先生、6日以上の間隔を開けて4回までということですよね」と聞くと、「いや、実施したらいいんです」とのことでした。いぶかしがる私に、「算定しなければ、いいんです」と言われました。「ああ、なるほど。そうか」と思いました。

薬剤師法や薬機法などで定められていることは、逸脱してはいけません。定められている通りに実施しなければ違法になってしまいます。しかし、**調剤報酬や介護報酬の規定は行為自体の禁止ではありません。法律に違反していない限り実施してもよく、算定できないだけです。**これは、盲点だなと思いました。

でも、こんな疑問が生じます。「やるだけやって算定できないのなら、意味ないよな」

そうです。算定要件を満たさないのであれば、売り上げにつながりません。やる意味が分からないということになります。しかし、そこにももう一つの盲点がありました。

2023年11月に第27回日本遠隔医療学会が新潟で開催され、私がシンポジウムを開きました。その際、HYUGA PRIMARY CAREの原敦子先生にご登壇いただいたのですが、8,000回超と大変多くのオンライン服薬指導をされたと発表されていて、「さすがやなぁ」と座長席で驚いていました。するとさらに驚いたことに、算定しているのは2割程度で、残りは算定していないということだったのです。

終了後、原先生に算定しなかった経緯を尋ねてみました。すると、在宅で臨時処方などがあった時、従来は薬剤師が持って行き、その場で服薬指導をしていましたが、現在ではオンラインで服薬指導を行い、その後、薬剤師以外のスタッフが届けることで、薬剤師の移動コストや人件費の軽減につながっているというお話でした。

なるほど、と思いました。「在宅患者オンライン薬剤管理指導料（59点）」は現行（令和4年度）の要件では、通常通り実施しているところにオンラインを組合わせたり、ある程度の人数を担当していると、「保険薬剤師1人につき、1から3までと合わせて週40回に限り算定できる」との規程にひっかかりそうで、「あぁ、ダメか」と思ってしまいます。

しかし、**オンライン服薬指導は、医薬品、医療機器等の品質、有効性及び安全性の確保等に関する法律施行規則の下記項目をクリアしていれば、法的には実施してよいのです。**

（調剤された薬剤に係る情報提供及び指導の方法等）

第十五条の十三　薬局開設者は、法第九条の四第一項の規定による情報の提供及び指導を、次に掲げる方法により、その薬局において薬剤の販売又は授与に従事する薬剤師に行わせなければならない。

2　法第九条の四第一項の薬剤の適正な使用を確保することが可能であると認められる方法として厚生労働省令で定めるものは、映像及び音声の送受信により相手の状態を相互に認識しながら通話をすることが可能な方法であって、次の各号に掲げる要件を満たすものとする。

一　薬局開設者が、その薬局において薬剤の販売又は授与に従事する薬剤師に、当該薬剤を使用しようとする者の求めに応じて、この項に定める方法により行われる法第九条の四第一項の規定による情報の提供及び指導（以下この号及び次号において「オンライン服薬指導」という。）を行わせる場合であつて、当該薬剤師が、当該オンライン服薬指導を行うことが困難な事情の有無を確認した上で、当該オンライン服薬指導を行うことができるとその都度責任をもつて判断するときに行われること。

二　次に掲げる事項について、薬剤を使用しようとする者に対して明らかにした上で行われること。

イ　情報通信に係る障害が発生した場合における当該障害の程度、服用に当たり複雑な操作が必要な薬剤を当該薬剤を使用しようとする者に対してはじめて処方する場合における当該者の当該薬剤に関する理解の程度等のオンライン服薬指導を行うことの可否についての判断の基礎となる事項

ロ　オンライン服薬指導に係る情報の漏えい等の危険に関する事項
（厚生労働省．2024/11/9閲覧．https://www.mhlw.go.jp/web/t_doc?dataId=81006000&dataType=0&pageNo=1）

算定してはいけないことと、実施してはいけないことは別です。では、**算定できないのになぜやるか。今回は経費や人件費を適正化できるからというのが理由**でしたが、そもそもこうした現場の活動が積み重なり、意義が認められることで調剤報酬も作られてきました。自社の薬局業務を考えていく時、二つの盲点を意識することで、可能性を大きく広げる可能性があると思います。

idea
33

SNSで効率化・向上できる業務の実際

リクルート・集客・情報共有に SNSの活用を

皆さんの薬局ではSNSをどのように活用しているでしょうか。X（Twitter）とか、LINE、Facebook、Instagram、YouTubeなどがありますね。それなりに日常に取り入れていると思いますが、薬局事業にSNSを活用するとなるとちょっと難しいとか、方向性を迷われる方も多いのではないでしょうか。当薬局が取り組んでいることをシェアしておきます。

①新卒薬剤師さんのリクルート
②患者さんへのサービス向上
③薬局内での情報共有

まず、リクルートです。**新卒採用においては学生さんとソフトタッチを重ね、インターンシップ、会社説明会、筆記試験、社長面接というようにステップアップしてもらうのが重要です。**
当薬局では、Xのアカウント（@hazama_pharmacy）が威力を発揮しています。また、Instagram（@hazama_pharmacy/）やFacebook（@hazama.pharmacy）

なども時々更新し、トライアンドエラーを繰り返しながら反応を探っています。
最近では、YouTube「ハザマ薬局ちゃんねる」にも誘導しています。

運営しているセミナー（薬局マネジメント3.0セミナー）でも紹介していますが、弊社では社内で採用チームを結成しています。少額の予算を組んで、学生さん向けオンライン飲み会でクオカードなどを配布するといった工夫をしています。

次に患者さんへのサービス向上策ですが、**店頭でLINEの登録をしてもらい、処方箋の送信や情報の発信、服用後のちょっとしたお尋ねなどに活用しています**。最初に取り組んだ店では、月200枚ぐらいの処方箋がLINE経由で送られてくるようになっています。これにはLINEのビジネス用の機能を使っています。

最後に、薬局内の情報共有です。在宅業務が増えると店舗内スタッフがあちこち外出していることがあります。そのため、「○○を用意しておいてほしい」などといった**情報の伝達や共有**だけでなく、**訪問先でお薬カレンダーの追加や抜薬などをした後のダブルチェックを、スマホで撮影し、LINEで送って別のスタッフが確認する**といったことにも使っています（もちろん個人情報には留意が必要ですね）。

SNSというと、プライベートの感じが強いのですが、リクルート、集客、業務効率化など、色々なところに使えます。上記の通り、個人情報など気をつけるべきところはありますが、まだ活用していないという方はぜひ、参考にしてください。

idea 34

SNS活用事例にみる立地依存からの脱却

処方箋の半分が LINE経由になった日、顧客体験を形づくっているもの

ある夜、弊社のある店舗から送られてきた日報を見ていて驚いたことがありました。

一番近い医療機関からの処方箋よりも他院の処方箋が多く、その9割がLINE経由の処方箋だったのです。たしかに門前医療機関への「集中率」はどの薬局も下がってきているのですが、面で受ける処方箋の9割がLINEとはかなり驚きでした。

このお店は、3年ほど前に公式LINEを開設し、店頭でお声がけしながら拡げてきました。現在では500名を超える方と「お友達」になっているようです。他の店舗でも、このお店を見習って、少しずつ増やしていますが、全体の何割、というところまではまだ行っていません。

さて、このように処方箋を持参する必要がなくなると現場はどうなるのでしょう。ちょっと考えてみたいと思います。

☑ 登録数の増やし方もリアルとオンラインに

店頭に来ていただいている方にQRコードを読み取っていただくのも手ですが、**自店のお客さんでない方を呼び込むのであれば、Instagramとの連携が重要**だと思います。このお店はInstagramも運用していてプロフィールからLINE登録できるようになっています。

試しに私も登録してみたところ、すぐに返事が返ってきました。これは「Instagramのプロフィールに載せること」が大切で、すぐに登録できる導線が引けます。基本的なことですが大事だと思いました。

☑ オンライン服薬指導は進む

原本を持ち込まなくてよいのであれば、服薬指導はオンラインで受けたいと考える人が増えるでしょう。**オンライン服薬指導は、薬剤師が自宅から行うことも可能であることがはっきりしましたので、LINEアカウントの管理をしながら、週に1回は店頭で活動し、残りの数日は自宅から服薬指導を行うといった勤務形態も可能になる**のではないでしょうか。

また、オンラインでの服薬指導は、電話やオンラインでのフォローアップにもつながります。そうした場でのOTC医薬品販売も出てくるでしょう。

☑ 商品の受取も薬局外で

処方箋を持ちこんだり、服薬指導のために薬局に行かずにすむのであれば、薬の受取にだけ薬局に行きたい人はそうそういません。従来からの郵送や宅配便だけでなく、コンビニや受取ボックスの利用も増えていくでしょう。**処方箋の送信から薬の受取・服用後のフォロー・次回の受診まで一連の流れ、つまり顧客体験をいかに高めるかが、立地の条件が外れた患者の関係づくりには重要**になると考えられます。

「水源型薬局」の展開場所はこのようにリアルだけではなくオンラインも加わります。メタバースにおける薬局のあり方も、いよいよ現実化していくのではないかと思いました。

idea
35

患者への配送を考える

薬局×「物流」機能が生まれる背景と技術革新に伴う展望

私のオンラインサロンや薬局マネジメント3.0セミナーでも、薬局3.0に必要なものの一つとして、物流というキーワードを挙げてきました。薬局も物流機能を持つことは重要です。

2006年頃、この物流というキーワードが出てきた時点では在宅療養支援を行うために必ずお薬のお届けが必要でした。当社では担当患者数が1,000名を超えたころから、本格的に取り組まなくてはならないと考え、試行錯誤を繰り返してきました。

一時期は、地元の運送会社と提携して配送を実践してみましたが、臨時や急配などへの対応が難しいこと、さらには当時、喫煙者のドライバーが多く、若い女性の薬剤師が同乗して回るのが難しかったため、中止しました。結局、各店舗に軽自動車を4～5台配備し自社スタッフで配送を担当することにしましたが、コストの問題が大きくビジネスとしての限界を感じました。

しかし、処方箋がくる以上、薬剤を持って行く必要があります。特養以外の施設で居宅療養管理指導の契約を結ぶ以上、避けられないことでした。そこで、私たちがとった策が次の二つです。

一つは、**医薬品の配送は原則パートナーさんに任せ、コストを下げるようにしました**。訪問診療に同行する際には薬剤師が自分で運転しますが、それは薬剤師の専門性を運んでいくのが目的です。

もう一つは、**療養者担当規則に「患家の負担とする」と明記されているのですから、1回200円の交通費をお願いしました**。現在、月間9,000回の訪問をしていますから月180万円、年間にすると2,000万円の交通費をご協力いただくことで配送ルートを維持しています。

☑ 物流機能と今後の展開

これからの薬局の物流は、コスト削減、採算性の向上の観点からも一大テーマになっていくでしょう。オンライン診療、オンライン服薬指導、0410事務連絡、オンライン資格確認に続く電子処方箋の導入など、従来の薬局のあり方を一変させる制度変更と合わせてこの機能を捉える必要があります。また昨今、急速に進む自動配送の技術革新などと掛け合わせると、次の展望が見えてきます。

この際、中小薬局でも導入できる仕組みを考える必要があります。ただし、**忘れてはいけないのは、物流はあくまでも手段**だということです。技術の急速な発展により、自動型のロボットが患家に訪問し、画面越しに服薬指導を行う時代は意外に近いのかも知れません。しかし、それも手段です。

本来の目的はどのようにして患者さんをより良い状態に持って行くかというところです。そのために薬剤師の専門性と個性がどのように発揮されるか、その観点を忘れずに物流も含めた技術革新を取り入れていきたいものですね。

idea
36

採算が取れる配送サービスに向けて

中小薬局でも取り組める「宅配」専門薬局

本項の話題は「薬の宅配」です。宅配という言葉が薬にマッチするかどうかは別として、一般の方には最もわかりやすい単語なのだと思います。

以前、「在宅医療、処方薬を宅配」という見出しで、クオール薬局の事例が新聞報道されたことがあります。「さすが上場企業は違うな」と思われるかもしれませんが、中小薬局でも十分に取り組める話です。

私も自分の薬局で15年ぐらい前に在宅専門店を出店し、業務オペレーションなどを突き詰めていく過程で、薬剤師のバイタルサインへの取り組みや薬局パートナー制度、お薬カレンダーの制作などを行ってきました。なぜ大企業でなくても取り組めるのか、その理由をまとめてみましょう。

☑ 立地は選ばない

外来で患者さんに来ていただくためには、立地が必要です。そこは、多くの「調剤薬局」が出店したいと願う場所なので、コストは高くなります。敷地内

薬局の出店費用は、中小薬局ではまかなえません。しかし、訪問するのであれば、また、それを専門にするつもりで事業プランを立てるのであれば、**立地はどこでもよいわけです。路面店である必要すらありません。出店費用は抑えられますから**、中小でも手が出せます。

☑ デリバリーは外注できる

在宅の場合、薬を運搬する必要があります。これには人手を取られますし、車両や駐車場代、保険料など様々な費用がかかります。別項で述べたように、私たちは以前、運送会社さんに配送を委託しましたが、うまくいきませんでした。現在では、25台の車をリースで使っています。交通費をいただくことで採算を確保しましたが、工夫が必要なのも事実です。

しかし、Uberの国内参入以後、状況は一変しています。**より安価に、確実に運搬できるスキームが作れそう**です。今まで、出前の人材がいないからと配送をあきらめていた飲食店が気軽にデリバリーできるようになったように、中小薬局もそういったデリバリーサービスを使えるようになるでしょう。近い将来にはドローン等での自動配送も現実化するのではないかと思います。

☑ 接近戦で勝負できる

薬局マネジメント3.0セミナーでも述べてきたように、中小薬局がとるべきはランチェスター戦略でいう「弱者の戦略」で、その一つが「接近戦」です。薬の準備とデリバリーについては、中小も大手も変わらなくなりました。勝負は薬をのんだ後です。患者さんや施設運営者は、薬剤師のFAFの質で薬局を選ぶようになるでしょう。

いかに早く薬を運んだかというよりは、**いかに入居者さん、利用者さんの状**

態が安定し、施設運営上プラスになるようなサービスを提供できるのかということが重要になります。患者に併走する、接近戦で勝負できるのは、弱者の強みでもあります。この質を高めるためには、薬剤師がFAFを実践するための知識、技能、態度と、時間、気力、体力が必要です。

こういったことから考えると、**これからの薬局経営を切り拓くのはまさに、「患者のための薬局ビジョン」**ですね。

①立地依存ではなく機能依存の薬局に持っていくと決める
　地域連携薬局の要件をクリアできるかどうかは別として要件に合うように業態を変えていくと腹を括る。

②対物業務中心から対人業務中心にシフトする
　薬を渡すことが目的ではなく、その後すなわちFAFに拡げていくことが重要。

③バラバラから一つにまとめていく
　電子処方箋が普及して処方をまとめやすくなり、オンライン資格確認をベースにOTC医薬品の購入管理もできれば、バラバラだった薬の供給路が決済・運搬・FAFが整った薬局・薬剤師に一元化されていく。

idea 37

対面原則が外れた今後の薬局機能

なぜ、ドローンが薬局にとって大事なテーマなのか

2021年から当社はあるドローンプロジェクトに参加しました。人生100年時代に人々を幸せにするドローン作り『Take Off Anywhere』と題された複数企業の連名によるもので、当社の役割は「遠隔医療完成に向け薬局の持つべき物流機能の提案と検証」でした。参画理由は私のYouTubeチャンネルなどでもお話ししていますが、少し説明します。

☑ これからは、医療者と患者が離れていく時代
医療は基本的に対面原則でした。しかし昨今、オンライン診療・服薬指導が可能な技術が発展してきたのは皆さんご存じのとおりです。課題だった法律面でも、コロナの感染拡大の際ほぼ全面解禁に近い形でオンライン診療や服薬指導が認められました。物理的な接点が減り、医療者と患者が離れていくようになったと言えます。

☑ 医療機関と薬局で取り組み方が分かれるドローン
遠隔医療が進んでも、看護や医療ではケアや採血など一定の物理的な接点が

必要な領域はあります。必要な物品を渡すとなっても、「来週、お伺いする時ついでに持っていきますね」ですめばドローンの重要度はそれほど高くありません。しかし、薬局は違います。バイタルサインも皮膚症状なども、様々なデバイスでほとんど得られます。物理的な接点を持つ必要は極めて小さいといえるでしょう。薬は必ず届けますが医療機関のように「ついで」がないのです。

☑ 物流の観点からみた
「患者さん・従業員から選ばれる薬局の機能」

このように在宅だけでなく遠隔医療が進むなか「薬を届ける必要性」はむしろクローズアップされます。薬局にとって**物流手段の確保はサービス向上だけでなくビジネスの観点から極めて重要**です。的確に届けることは患者さんのメリットになり、さらに早く、安く、正確に行うことは、業務効率と採算性を担保する上で外せません。**今までお届けはオプション的な機能でしたが、薬局3.0ではおそらく基本機能の一つになります。**

患者のための薬局ビジョンに「立地から機能」とありますが、患者さんが薬局を選ぶ時、ドローンで宅配し、搭載カメラで服薬指導や服用後のフォローをしてくれることが選択理由になるかもしれません。人材確保の点で申し添えると、結果的に患者さんだけでなく従業員にも選ばれる薬局作りにつながります。**患者さんと同様、こうした機能で効率化が進み、余裕を持って対人業務に取り組める薬局を従業員が選ぶことがあるのではないでしょうか。**

薬局はこの物流手段を自前か、共同で取り組むか、外注かを含めて考えることになります。人が運ぶコストは大きく、輸送ドローンのコストはメリットになります。ドローン側のビジネス的にも薬は重量あたりの単価が他に比べ

て高く運搬ビジネスになりやすいという見方もできます。外部委託の議論における委託先はドローンが最右翼になっていく可能性もあります。

☑ 医薬品のドローン配送は、P to PではなくP to X to P

具体的にドローンがある薬局経営を施設療養・自宅療養・外来調剤で考えると、見えてくるのはPharmacist to Patient（P to P）ではなく、P to X to Pではないかと思います。

まず、活用されやすいのは在宅療養、特に施設です。コストや指定先まで飛ばす技術、届いた医薬品の取り扱いを考えると、P to PよりはPharmacist to Nurse to Patient（P to N to P）で、数10人分一気に運び看護師さんからお配りいただくのが具現化しやすいと思います。遠隔診療・服薬指導、さらには遠隔の服用後フォローアップを併用していくことになるでしょう。

自宅療養は少しハードルが高いですね。**個人宅にきちんと着地できる技術が必要で、届いた薬を服用できるかに加えた採算性も検討が必要です。**ただこの際も施設療養のようにP to N to Pもしくは、Pharmacist to Caseworker to Patient（P to CW to P）で具現化は近づきます。すなわち、訪問看護ステーションや場合によりヘルパーさんの事務所に送って訪問の際届けてもらうイメージです。訪問看護やヘルパーさんが必要な時点で服薬コンプライアンスも保ちにくいと思いますので、個人にお届けする際はやはり、誰かが間に介在することが重要だと思います。

最期に外来調剤の場合です。オンライン診療・服薬指導後だけでなく、対面で診療や服薬指導した後、薬だけ送って欲しい時、自宅マンションの30階まで届けてもらえましたというのは、少し先の話かもしれませんが、夢があり

ます。一方で、今、宅配便の受取りにコンビニや受取ボックスの活用は一般的になっています。服薬指導後の薬の受渡しは薬剤師でなくてよいことが明確になったので、コンビニなどにまとめて送り店頭で受取ったりと、やはりP to PではなくPharmacist to Convenience Store to Patient（P to CVS to P）が現実味を帯びます。

もちろん、具体化に向けては紆余曲折あるでしょう。P to Pは何年も先のように思えますし、過疎地だけの話で自社にはあまり関係ないと感じるかもしれません。しかしP to X to Pは意外に、すぐそこまで来ているように感じられます。**明らかに効率性や集客上のメリットはあり、在宅調剤の採算性もぐっと変わります。**時間と距離によって断念していた方や、採算性はある程度目をつぶって取り組んでいた方には朗報となるでしょう。

idea 38

薬剤師個人のファンを増やす

処方箋の出しやすさ、薬の受け取りやすさ、薬剤師の専門性×個性で勝負する

少し前になりますが、2022年、日経新聞に「薬剤師がファン開拓　接客磨き、かかりつけに」と題した興味深い記事が掲載されました。記事が意味するものは「調剤薬局」業界で、立地確保に最も重点的に取り組んできた大手調剤薬局チェーンが、立地ではない部分での強みを作り始めているということです。中小薬局の私たちはこの事象をどう捉え、どう対応していくべきなのか。既にお伝えしていることではありますが、私なりの考えをまとめます。

つまり、薬局選びの基準が変わるということです。今まではなんと言っても立地でした。究極の姿が敷地内薬局です。ところが、リフィル、オンライン診療、電子処方箋などが実現すると、まず医療機関に患者さんが訪れる回数は減ると考えられます。では、今後求められる薬局の姿はどうなるのでしょうか。次の三つが考えられます。

☑ 処方箋情報をいかに渡しやすいか

紙にしろ、電子にしろ、処方箋を医師から受け取っただけでは、薬を手に入

れることはできません。できるだけ早く手軽に薬局に送って、薬を作り始めてもらわないといけないという感覚になるでしょう。**スマホからの送付、中でも使用へのハードルの低さからデータ送信プラットフォームが選ばれていくでしょう。**

☑ いかに薬を受け取りやすいか

処方箋情報を薬局に送ると、次はどうやってお薬を受け取るかに意識が向かいます。消費行動はどのようにイメージできるかが極めて重要です。Uberで受け取るにしても、受取ボックスやコンビニで受け取るにしても、もちろん薬局店頭で受け取るにしても、**受け取るまでの過程とその場面をイメージできることが大事**です。しかし、いったんやり方を覚えてしまえば、もうこれでいいと感じ、いつも通りのやり方ですむところが良いと感じます。たとえ、少々高くても、慣れたほうを選ぶように思うのです。

☑ 薬剤師の専門性×個性がキモ

記事では「ファン開拓」という言葉が印象的でした。ファンを作るというのは、いつも申し上げている顧客の5段階の話です。一つひとつのステップを上がり、既存客とファン客をいかにストックしていくかが重要です。

ただし、ホテルのような接遇が良いかというと、決してそうではありません。**薬剤師は顧客のコーチとして機能することが重要です。それがすなわち、困った時に頼りにするかかりつけ薬剤師**だと思うのです。

ファン開拓実現のためには、薬理学・薬物動態学・製剤学など、明確な専門性により患者の謎を解くことが必要です。併せて、医療は究極の対人サービス業ですから個性が重要です。接遇や見た目、話し方、雰囲気なども大切で

す。薬剤師が専門性×個性を磨いていくのを薬局が支援することも欠かせません。

そして、**最も重要なことは、「さすが、大手だな。僕らには無理だな」と思わないこと**です。

なぜなら最初の二つは、いずれ、薬局DXの推進を謳う企業が、中小薬局向けにサービス提供を始めると考えられるからです。レセコンや電子薬歴システムを提供する企業が相次いで登場したのと同様です。

そして、最後の点については企業規模を問わないからです。専門性×個性によって選ばれた薬剤師がどの企業に所属しているかは、患者さんにとって関係がないことです。教育はどの企業でもできます。当薬局で行っている教育は、一般社団法人日本在宅薬学会や一般社団法人薬剤師あゆみの会でも公開しているので、そういったものも活用していただければと思います。

idea
39

時代に合わせた「体験」の提供スキームを考える

サブスク薬局の可能性

本項は薬局でのサブスクについて考えます。個人的には、サブスクサービスと言えばApple Musicのインパクトが一番大きいかもしれません。それまでは、音楽だと、LPレコードを買っていました。OfficeやATOKも今ではサブスクを使っていますが、それまでは家電量販店から大きな箱を抱えて帰ったものです。

LPもOfficeもATOKも、箱を開ける感覚や匂いや手触り、レコードプレーヤーにかけて針をそっと落としたり、ソフトならインストールを黙々と行ったりという一連の行為が、それ自体わくわくするものだったと思います。

ただ、サブスクが当たり前になってくると、LPのジャケットや歌詞カードが欲しかったのでもソフトのパッケージが欲しかったのでもなく、音楽を聴くことによって得られる感動や仕事ができる利便性が欲しかったのだと気がつきます。

でも、1枚いくら、1パッケージいくらなどとモノに価格がついていると、時としてレコードやフロッピーディスク、CD-ROMが欲しかったわけではないことを、見過ごしてしまいかねません。

薬も、そんな感じです。

患者さんは、薬が欲しいのではなく、体調の安定や症状の改善を求めておられるはずです。だとすると薬局のサブスクもあり得るかなと、最近、ちょくちょく感じています。

サブスク薬局を実現するとなると、どんな感じでしょうか。**保険調剤は制度の問題がからむので、DPC（診療群分類包括評価）が現実的だと思いますが、OTC医薬品や健康食品ではあり得る**かもと思います。

まず、患者さんは薬局のサブスク会員になります。月額1万円のベーシックコースと、2万円のアドバンスコース、5万円のプレミアムコースというのは、どうでしょう。

ベーシックは、**日常のちょっとした不調があったら、気軽に「どうしたらいい？」と相談に行くと、「じゃ、これをどうぞ」と進めてくれる感じです**。ちょっとした胃もたれ、風邪のひきかけ、打撲やケガなどが対象として考えられます。薬局に入ると薬剤師さんや登録販売者さんが色々と考えてくれて、棚から選び出し、使い方などを指示してくれます。そして、3日分、5日分などと必要な分をもらえます。調子が良くなればよいですし、改善しなければ、「ちょっとダメなんやけど」と薬局に行くと、場合によって、医師に紹介までしてくれるサービスです。

アドバンスは、上記ベーシックに加えて、保険調剤で出ている内容や薬局でできる検査などに基づいて、もっと体調が良くなることを期待したり、病気の予防につながりそうな健康食品を、薬剤師が選んでくれます。世の中には色々な健康食品がありますが、一般の方には分かりづらいものがありますね。それを今飲んでいる薬の内容や検査結果などを踏まえて、選んでくれます。「ブルーベリーを試してみたい」「青汁を飲んでみたい」といったお客さんの要望も生かした商品選定が基本になるイメージです。

プレミアムは、アドバンスに加えて、最近、**進歩が著しいウェアラブルデバイスによるライフログデータを活用したサポート**です。もちろん機器もサブスクに含まれます。担当の薬剤師さんを指名することができ、かかりつけ薬剤師として健康相談を受け、継続的なサポートをしてくれます。薬学の専門性を生かして健康増進や病気の予防を支援してくれるというものです。

ベーシックなら1日あたり300円、アドバンスは同600円、プレミアムは年額60万円という感じです。この薬は○○円、こちらのサプリは○○円、合計○○円になりますということではなく、サブスクリプションで対応するというものです。

考えてみると、こういったサービスはよくありますよね。例えばパーソナルジムに行くと、会費の中にビタミンやプロテインなどの代金が含まれている形になっていて、どさっと渡されたりします。

モノが欲しいのか、体験が欲しいのか。サブスク薬局の可能性を考えてみました。

Part 4

一緒に行動してくれる人を育てる

idea 40

社員が自然と育つ仕組みのカギ、共通目標を持つ

「燃える」集団を作ろう

「これから自分の薬局を変えたい、変わりたい」と思った時、**組織改革を行っていく先にあるイメージの一つが「燃える集団」**です。

2001年。社内の薬剤師に月2回の勉強会（よく考えると多いですよね）をしようと呼びかけた時、氷のような反応が返ってきました。驚いた私は、自分の薬局を「燃える」集団にしたいと思ってやってきました。もちろん、まだまだ十分ではないと自分でも思いますし、課題は山積しています。ただ、あれから20年以上経ってだいぶ変わりました。その結果、社内外で色々なことが起こっています。

本項では、「燃える集団作り」のための三つのポイントをお話しします。

☑ ポイント①　共通の目標＝経営理念を定める

具体的には、私は「文化祭の前日の夕方」の雰囲気をいかに作るかを考えてやってきました。明日は閉店までにホットドッグを100個売り切らなくては

ならない、といった共通の目標があると、「オレ、ポスター貼ってくる！」「頼んだ！」的な感じが生まれます。逆に目標が共有できていないと、「なんで、オレがポスター貼らなあかんねん」「お前が貼って来いよ！」といった雰囲気になるわけです。燃える集団では**社員が共有できる共通目標が必要**です。それが凝縮されているのが、社是や経営理念なのだと思います。

☑ ポイント②　山賊・海賊は使いこなしてナンボ

共通目標を定めるとは、薬局というバスの行先を決めることです。集団がもめるのは、社長やトップ自身がバスの行先を明示していないことに最大の原因があると思います。

行先が違う人には降りてもらう必要があります。ただ、注意が必要なのは、行先が同じでも人にはそれぞれクセ（＝特性）があり、人間ですから相性もあるということです。クセが強いから、相性が合わないからという理由で降ろしてしまうと、イエスマンばかりのバスになってしまいます。これはこれで、自発性や自主性が生まれず燃える集団にはなりません。そこで、たとえ自分と相性が悪い社員も、「山賊・海賊は使いこなしてナンボ」という精神で向き合い、ここぞという時には膝をつき合わせて話し込み、自分の思いを伝えることが重要です。

☑ ポイント③　「と金」将棋を目指す

「燃える集団と言われても、うちにはそんなスタッフはいないです」と感じる読者もいるでしょう。分かります。でも、行先が同じで、社長と一緒に頑張りたいと思ってくれているわけです。腰を落ち着けて育てましょう。

最初は、「歩」と思っていた人材が「金（と金）」になるために必要なのが、

現場で社員が自然に育っていくようなシステムです。**実務だけでなくマネジメント、さらには人間力を高めていける現場を作れるかどうかが自社の未来を決める**のだと思います。もちろん教育や研修も必要ですが、あくまで一時的なものでエッセンスを学ぶ場でしかありません。得られたモノを自分の血肉としていく現場のシステムが必要です。

システムや仕組みの構築は経営者やリーダーのマターです。機能すれば「歩」の人材が「と金」になり、金と同じ活躍をしてくれます。将棋と違うのは、ホンモノの金になるところで、こうした人材の成長を見ることができるのは、経営者にとって何よりの喜びであり、元気の素だと思います。ぜひ、薬局改革には「燃える集団を作る」イメージを持って挑みましょう。

idea
41

人生の目標と会社の理念のベクトルを合わせる

なぜ、その会社で働くのか

企業の運営には人・モノ・カネと言いますが、キモは人だと思います。武田信玄の言葉にも「人は城、人は石垣、人は堀」とあります。やはり、人です。

一方、人が企業で働く理由はなんでしょうか。これは、何のために生きているのかという哲学にも通じます。色々な意見はあるかと思いますが、同じ会社に集まって働く理由をお金に持っていくとしんどくなり、いつか限界が来ます。また、福利厚生や職場の雰囲気など「働きやすさ」を最優先としてもいけません。私たちが社会人として働きだした時、スタッフとして勤務しはじめた時、どんな組織でどんな気持ちで働いていたかを思い出してみるとよいかもしれません。

大事なのは**人生の目標と会社の理念のベクトルを一致させること**です。これが1番で、お金と働きやすさは2番、3番です。この順番を理解するスタッフが集う会社にするためには、まず社長が理想とする会社のあり方をイメージし、その実現を強く願うことが大切だと思います。「**やりがい**」「**社会貢献性**」

「採算性」。この三つを鼎立させることは難しいですが不可能ではありません。実現の方法は会社によって違うでしょう。でも優先順位は変わりません。ベクトルが一致するメンバーが集い、切磋琢磨しながら進んでいく自律的な組織ができれば最高だと思います。

idea 42

新しいフィールドを切り開く経営者のタイプを知る

ボスか、リーダーか

業界が激動する中、薬局という集団をいかにまとめ「燃える集団」に育て上げるかは大きなテーマです。集団をまとめて動かしていくのは経営者の仕事ですが、経営者には二つのタイプがあると言われています。つまり、「ボス」か「リーダー」かです。

```
         ボス ― リーダーの対比
   部下を追い立てる ― 人を導く
        権威に頼る ― 志、善意に頼る
    恐怖を吹き込む ― 熱意を吹き込む
          私と言う ― われわれと言う
 時間通りに来いと言う ― 時間前にやって来る
 失敗の責任を負わせる ― 黙って失敗を処理する
  やり方を胸に秘める ― やり方を具体的に教える
   仕事を苦役に変える ― 仕事をゲームに変える
         やれと言う ― やろうと言う
```

日本ハムファイターズの新庄剛志監督はBig Bossというニックネームでデビューしました。監督はバッターボックスに立つわけではありませんから、「ボス」でよいのだと思います。しかし、中小企業の場合はプレイングマネジャーのほうが集団はまとまりやすいと思います。変化しつつある現場で、何が求められているのかを嗅ぎ取り、**新しいフィールドを切り開いていくため、トップはリーダーであるべき**だと思います。

私は薬剤師ではありません。現場では医師と薬剤師が協働するにはどのような位置関係であるべきかを考え、リーダー的な立ち位置に身を置き、自分は診療に従事してきました。薬局経営に携わる人の中には、医療系の資格を持っていなくとも営業として得意先をまわったり、調剤事務やいわゆるパートナー業務の担当者として店頭に立ったりとリーダー的に動いている人がいます。

大いに参考になるのは、第2次大戦で日本軍の連合艦隊司令長官を務めた山本五十六の部下の育て方です。
「**やってみせ、言って聞かせて、させてみせ、誉めてやらねば、人は動かじ。話し合い、耳を傾け、承認し、任せてやらねば、人は育たず。やっている、姿を感謝で見守って、信頼せねば、人は実らず**」。

idea 43

リーダーとして先導し、ボスとしてシステム化する

「自分でやったほうが早い」を どう解決するか

前項ではボスとリーダーの話をしました。比較表を見ると、ボスではなくリーダーになるべきだと思うかもしれません。しかし、ボスになるべきかリーダーになるべきかは、「フェーズ」の問題と言えます。

リーダーとして現場で新しい形を具現化した後、ボスとしてシステム化していくことが重要なのです。同じく前項でBig Bossとして登場した新庄剛志監督は、まさに、必要なタイミングでその役割を演じたと思うので、例に挙げながら、薬局変革における社長の役割を考えましょう。

☑ まず、現場で頑張る

新庄さんは選手時代、阪神タイガースで活躍しました。巨人の槙原投手から敬遠球をむりやりヒットにしてサヨナラ勝ちしたといった武勇伝もあり、走・攻・守の三拍子揃った選手だったと記憶しています。このように、ピカイチとはいかなくても現場でそれなりの業績を上げることが重要です。つまり、技術や実務能力が優れていることが必要になってきます。薬剤師ではない経

営者・リーダーもいますので、**調剤が一番上手である必要はありませんが、業務全体において欠かせない仕事を行うことがポイント**です。

☑ 次に、周囲を引き込む

自分の立ち位置がある程度できたら「仲間」を作っていきます。新庄監督も森本稀哲を選手からコーチに引き上げ、チーム全体を盛上げました。薬局に当てはめると、自分の仕事を周囲のスタッフにシフトしていくということです。その際、**「自分がやったほうが早いのに」と思う事態がしばしば発生します。実力を磨いてきたわけですから当然で、ここで任せないと次のステップに進みません。**

ただし、任せるといっても丸投げではなく、いつでも代われるように見ておく必要があります。山本五十六の名言では「言って聞かせて　させてみて」という部分ですね。説明して「一緒にやろう」と誘い、同意を得て実際にさせてみることが必要です。外科医としての私のキャリアにおける手術や外科処置も同じで、まず自分がやるところを見せ、よく説明した上でさせてみます。

自分がやるより手ぎわが悪くても辛抱しますが、患者さんに実害があってはいけません。「それ以上めちゃくちゃになるとカバーできない」となる手前で、「ちょっと、代わろうか」と代わることが重要です。この**「させてみる」範囲を増やすためにも、まず自分の実力を付けることが重要**です。

☑ チームを作る

ここまでがリーダーの役割です。しかし、これではリーダーの限界がチームの限界になってしまいます。**自分の能力に制限されず、発展し続ける企業体**

を作るには、リーダーからみんなに動いてもらうボスになる必要があります。新庄剛志監督がBig Bossという肩書きで登場したことは、ご本人に思惑があったかは別として、リーダーからボスへの転身という分かりやすい例だと思います。

中小薬局においては、変革初期にはまずリーダーとして「やってみせ」、信頼を得る。中期には、自身の実力を上げながら「言って聞かせ、させてみる」ことで仲間を増やす。**状況が整ったら先頭から徐々に離れてボスとなっていきます。**

もちろん最前線の仕事をすることも場合によっては必要です。ただ部下から「社長としての仕事をしてください！」と思われかねないことも忘れてはいけません。こうした社長の業務には経営計画の策定や大口契約のトップセールス、全社にわたる組織マネジメントなどがあたります。

ボスになったら誉めることが重要です。山本五十六の名言には「誉めてやらねば、人は動かじ」とあります。そういえば新庄監督もめちゃ誉めますね。誉めるのは簡単なようで難しいのですが、意識することが重要です。自分でやりもせず、言い聞かせることもなく、手取り足取りの指導もせずに怒ってばかり――それでは人は動いてくれません。

idea
44

新しい試みがうまくいかない時の閉塞感を打破する

薬局を変える
たった一つの考え方

本書を読まれている皆さんは、いわゆる「調剤薬局」の枠組みから、どのように次世代の薬局に転換していくかという問題に取り組まれていると思います。

例えば、門前の医療機関だけでなく**面分業で様々な患者さんに来てもらうこと**は一つの解決策です。特定医療機関の集中率を下げれば調剤報酬上のメリットもあります。処方箋の事前送付アプリなどもこの一環ですね。

また、「**これからは在宅の時代だ！**」と考え、介護施設への営業に注力される方もおられるかもしれません。「患者さんに来ていただくだけではなく、こちらからも行こう！」という姿勢方、新たな顧客の開拓につながります。

さらに、保険調剤のみに依存せず**OTC医薬品**などの販売にも取り組み、色々な商材を仕入れたり勉強会を開催したりする薬局もあります。セルフメディケーションこそ職能が発揮できる分野だとして、薬剤師さんにハッパをかけ

るわけです。

一方でなかなかうまくいかないと悩むシーンも多いのではないでしょうか。面分業といっても敷地内薬局が増えて、新たな展開は難しい。在宅への取り組みも、施設系の在宅を手掛けるには営業力や組織力が不十分。OTC医薬品販売も、店舗内スペースの確保や在庫の維持が大変など、悩みは尽きません。

私自身もそうした課題に悩んできました。社員の皆さんも頑張ろうとしてくれますが頑張れない。私の想いに応えようとしてくれるあまり、現実とのギャップに苦しむといった毎日でした。そんな閉塞感を変えるにはどうすればよいのか。誤解を恐れずに言うと、私は、**たった一つの考え方を社長が持つことがカギだと思います**。それは、「**薬剤師をヒマにしてみる**」ことです。

新しい取り組みがうまくいかないと、薬剤師にFAFや在宅、OTC医薬品を手掛けるための「知識・技能・態度」が足りないのではないかと思ってしまいます。もちろん、そうした技量は必要です。FAFのためにはバイタルサイン取得の技能が欠かせませんし、薬学的な知識やコミュニケーション能力も大切です。そのため、ロールプレイや勉強会、漢方の知識習得などの機会を設けている薬局もあります。しかし、それだけしてもうまくいかないのです。

なぜか。薬剤師には今、**新しいことや自分がやるべきだと思っていることに取り組むための「時間・気力・体力」が枯渇している**のです。忙しいからと誰かが辞める。さらに忙しくなり、最後に残るのは辞め損ねた人といった悪循環を、**楽しいから辞めない**、さらに楽しくなり、**新しい人が来るという好循環にしていくため**、薬剤師に「ヒマ」を作りました。

最初はビクビクしましたが、「時間ができたな」と思って昼寝する薬剤師はいませんでした。患者さんのことや薬のことを調べたり、連絡したり、記録をしたり、が始まりました。少しずつ薬局の雰囲気も変わっていきました。患者さんに良いサービスを提供できるようになり、離職率が下がり、新たに加わってくれる人が増えました。

薬剤師をヒマにするため具体的にはどうすればよいのか。もう、おわかりかと思いますが、
①業務フローの整理と見直し
②積極的な機械化とICT化
③薬局パートナーの育成と投入

idea 45

名称を変えることで、意識を変える

「調剤事務」と呼ぶな

皆さんの薬局では、薬剤師以外のスタッフを何と呼んでいますか？**「調剤事務」**とか**「事務さん」**といった呼称であるとすれば、**変更したほうがよいと**思います。「0402通知」をきっかけに、今、薬局において薬剤師以外のスタッフがどう動くのかは重要な話題です。薬局が対人中心の業務を目指すべきことは、そのほか政府の様々な文書でも示されています。薬局が薬を渡す場所から地域ヘルスケアの拠点へと変わっていく。薬剤師は薬を渡す人から、飲んだ後までフォローする人に変わっていく。こうした大改革が起ころうとしています。

数年前、みずほ銀行の大規模なシステム障害があり、連日メディアに大きく取り上げられました。同行では経営トップが交代し変革を進めたのですが。その際、システム構築に取り組んでいる外部企業をベンダーと呼ぶなという号令が飛びました。「作業は**ベンダーの仕事で、オレは知らん**」という**当事者意識の欠落がトラブルを生んだ**という危機感に基づく指令でした。

これは大切な考え方です。**名称を変えることは、意識を変えることに他なりません。**薬局において「調剤事務」という名称が引起こす事象を見てみましょう。

☑ 事務職と思って来た人を採用してしまう

「調剤事務」を募集しますから、事務職と思ってきた人が応募し、採用されます。このような意識の人に、0402通知があるからと薬剤関連の業務を割り振っても、「聞いてないよ」という話になってしまいます。

☑ 任せるべき人が業務を任せなくなる

「調剤事務さん」と呼んでいると、対人業務にかかる業務について、任すべきほうも任せられるほうも「それは事務作業じゃないよね」という思いになります。薬剤師も、「これは"事務さん"には任せられない」という気持ちがどこかにあります。この状態で社長が号令をかけてもタスクシフトは進みません。

もしあなたの薬局で「対人業務へのシフトが進まない」という悩みがあったら、薬剤師以外のスタッフの名称を見直してみてください。クルーでもキャストでも良いのですが、**事務とか補助といったニュアンスがないほうが良い**と思います。名称はイメージを変え、イメージが変わると業務への取り組みも変わります。

私の薬局では当初、アシスタントさんと呼んでいました。しかし、その呼び方でも限界を感じ、パートナーさんと呼び方を変えました。今は**薬局パートナーとし、人材募集の段階から対物業務や周辺の様々な業務、セルフメディケーションへの参画などを担当することを明示しています。**ちなみに、みず

ほでは「ベンダーと呼ばず、パートナー企業と呼ぼう」ということになったそうです。私としては膝を打つ思いでした。

付け加えるなら名称変更に伴うもう一つのお勧めは、薬剤師以外のスタッフを常勤化することです。「調剤事務」職だと事務を手伝ってもらうだけなので、パートタイマーでもよいと思いますが、がっつり業務に入ってもらい、教育も提供してキャリアパスを作っていくには常勤化が重要です。**同じ目的を持ってビジョンを共有し、共に成長していくチーム作りが欠かせません。**社長の頭のひねりどころです。楽しんで取り組んでください。

idea
46

患者さんが良くなっていく体験を共有する

薬局パートナー制度を根付かせる三つのポイント

「薬局パートナー」は、前項で見てきたように、薬剤師と連携して業務を推進する、私たちの薬局で確立してきた職種です。2013年から導入しました。

当初、薬剤師の業務が「対人中心」へ移行するに伴う対物業務の効率化は必須現場にとって必須でした。業務フローの見直しと機械化・ICT化だけでは限界があり、**「業務としては重要だが薬学的専門性がない」分野を任せられる人材を育て、活躍してもらう仕組み作りが必要**という考えから始まった取り組みでした。

始めた時は社内でも、「こんなことしていいのか？」といった空気がありました。薬剤師からは「この仕事、薬剤師がやるべきなのでは」という声が、薬局パートナーからは「私たちがやったらいけないのでは」といった声が上がりました。

ごり押しで進めたわけではなく、一つひとつの場面において、法的な課題に

ついて議論し、しかるべき筋から問合わせや指導がきたら法人として対応するということを現場にお願いしました。10年以上経った現在、課題はあるものの確実に制度は根付いて運用が進んできたと思います。先日、弊社会長（私の母です）が店舗に行った際、盛んに薬局内の写真を撮っていたのを見て、社長の私も元気をもらった感じです。

制度を進めるにあたり、一番気になる法的な部分であった薬剤師法19条（調剤は薬剤師のみが行う）との兼合いは、0402通知が発出され基本的に解消しました。しかし、それでもなかなか根付かないという声をよく聞きます。そこで、私自身が試行錯誤をしてきた中で大切だと考え、今も改善に取り組んでいる三つのポイントをシェアします。

✓ ポイント① 薬局パートナー＝ピッキング要員ではないことをはっきりさせる

薬局の薬剤師業務では、外来での対物業務がほとんどを占めます。薬局パートナーさんにピッキング業務を任せれば、薬剤師の負担が減ることは容易に思いつきます。しかし、実際にはピッキングだけを目的とした研修を実施したり手順書を作っても、手間の割に薬剤師の負担軽減は限定的です。では薬局パートナーは何をすればよいのか。

①業務全体をどう回すのかを理解し、患者さんや施設職員、介護者・家族に対する対人業務を実践する。
②居宅療養管理指導の契約や、持参薬の計数チェック、医師への報告書の下書きなど、薬剤師以外でもサポートできる内容に積極的に取り組む。
③登録販売者資格を取得し、漢方を学び、セルフメディケーションに取り組む。

こうした仕事を薬剤師と連携して行うイメージを、まず社長自身が持つことが重要です。

☑ ポイント②　キャリアパスと教育プログラムを整備する

弊社は薬局パートナーに四つのグレードを設けています。入社直後はJP（Junior Partner）、医療保険のことや基本的な調剤補助業務が習得できればP1（Partner）、数年の経験を経て業務を回すことができ、後進の指導にもあたることができるP2（Pharmacist's Partner）、そして登録販売者を取得し、セルフメディケーションにも取り組み、薬局パートナーをまとめていけるP3（Professional Pharmacist's Partner）としました。

昇格には試験（筆記や小論文）を受ける必要があり、P3昇格では社長との面談がある仕組みにしています。またグレードは給与・手当などと連動させています。このような**キャリアパスを作ることで教育にも取り組みやすくなり、次にどういう課題に取り組めばよいのかも分かりやすくなりました**。また、薬局パートナーで管理栄養士や登録販売者を取得している方はユニフォームを変えていて、自他共に認識しやすいようにしています。

☑ ポイント③　薬剤師がきちんと専門性を発揮する現場を作る

見落とされがちなことですが、業務をどんどん薬局パートナーに割り振った結果、薬剤師がのんびりしている状況だと、「なんでこっちにばかり仕事が来るんですか!?」という感じになって、現場の雰囲気が悪くなります。薬剤師が専門性を発揮するには、FAFを薬剤師が実践し明らかに患者さんが良くなっていく様子を薬剤師と薬局パートナーが共有する体験を重ねていく必要があります。

これらの体制整備はいずれも現場任せでは難しく、社長の決断が必要です。また、社長1人でできるものではなく、現場で核となって動いてくれるメンバーも必要です。導入当初は人が辞めることも覚悟しておかなければなりませんが、**方向性が決まり、こういう人材が欲しいのだということが明確になると、新しい人材が来てくれます**。ぜひ検討してください。

参考：日本在宅薬学会　薬局パートナー部会
https://jahcp.org/partner/pharmacy_partner_subcommittee/
当社の取り組みをもとに最大公約数的な部分を公開しています。よろしければご活用ください。

idea 47

対人業務を推進するタスクシフトのエッセンス

ピッキング要員を育ててはいけない

弊社の薬局パートナー制度を例に紹介してきたように、薬剤師が対人業務に取り組むためには、薬剤師以外のスタッフの働き方がポイントになります。

0402通知をもとに「研修実施と手順書整備の2点をクリアすれば、薬剤師でなくてもピッキング作業をやらせてもよい」といった理解が少なくないようです。もちろん、これはこれで正しいのですが、そのまま進めていくと問題が生じてきます。それは、「なぜ薬剤師の仕事を私たちがやらなくてはいけないのか」という不満が徐々に大きくなっていくことです。

「以前はピッキングをはじめ、ほとんどの業務を薬剤師が担っていたのに、急に自分たちに色々と仕事が回ってくるようになった」。薬剤師以外のスタッフがこんな印象を持つかもしれません。また、「新たに担当しなければならない業務にはセンシティブな内容が多く、万一誤りがあると患者さんに健康被害が発生するかもしれない」。スタッフがこういった不安を持ってしまうと業務移管が進まなくなってしまいます。

改正薬機法では、対人業務に取り組むための体制作りが薬局開設者の義務になりました。しかしながら薬局の社長が対人業務に取り組んでもらうための改革を進めても、なかなか現場の士気を上げられないことがあります。そんな折に薬局パートナーが担当したピッキングなどでヒヤリハットのような事例が発生すれば、「やっぱり、業務移管は危ないですよ」と薬剤師がやってしまうことになり、結果的に何も変わらなくなってしまいます。こういった状況に陥らないためには、次の3点を検討することをお勧めします。

☑ ポイント① 現場への理念の落とし込みを確実に

まず、なぜ薬剤師から非薬剤師へのタスクシフトを進めるのかについて、趣旨の説明と現場への落とし込みをしっかり行います。これは結構難しいことです。なぜなら、**あなた自身がその意義について"腹に落ちている"必要がある**からです。当然ながら、単に**「人件費が下がるから」とか「薬剤師不足が解消されるから」**と思っているとうまくいきません。これらは結果として起こるメリットであって、目的ではないからです。

今、わが国の地域医療で起きている問題を解決するためには、**薬剤師が服用後のフォローや薬学的なアセスメント、医師へのフィードバックを行うことが欠かせません**。そうした活動による患者さんのメリットと社会貢献、変化する調剤報酬制度にマッチすることでの結果としての採算性向上といったことを繰り返し話すことが必要です。

☑ ポイント② 薬局機能を高めるような、薬剤師業務の専門性活用を

これまで薬剤師が担当していた「業務的には重要だが薬学的専門性がない」仕事を薬剤師以外のスタッフが担うようになった時、薬剤師がどういった仕

事を行うかです。「暇になった」「**忙しい仕事を薬剤師以外が担ってくれて楽ちん**」といった雰囲気が少しでも出てしまうと対立を引き起こしかねません。

重要なのは、薬剤師が専門性を生かしてできる、**医療においても薬局の運営においても重要な仕事を担うこと**です。そして薬剤師の専門性の礎である薬理学・薬物動態学・製剤学を活用するには、服用後のフォローをして薬学的なアセスメントを行うことが欠かせません。

外来でも在宅でもOTC医薬品でも、服用後のフォローとアセスメントをきちっと実施し、医師にフィードバックして患者の状態をより良くするためのディスカッションを行って、**実際に薬物治療の質が向上していくさまを薬局内で共有していくこと**が大切です。薬剤師と薬剤師以外のスタッフが一体となって患者さんの治療に参画するという風土を薬局内に作れば、対立に陥ることはありません。

☑ ポイント③　全スタッフの対人業務の先鋭化

三つ目のポイントは、**薬剤師以外のスタッフの職務内容も、対物業務だけでなく対人業務へと広げていくこと**です。私は彼らスタッフをピッキング要員として育ててはいけないと考えています。たしかに、医療や薬剤に関して専門的かつ系統的な教育を受けているわけではありません。一方で、**薬局が担う対人業務のすべてに薬剤師の専門性が必要でしょうか？**

0402通知の発出後、薬剤師の資格がなくても担えるようになった「業務的には重要だが、薬学的専門性がない」業務。担当者は薬局内の薬剤師はもちろん、患者さんや訪問先の介護施設のスタッフ、ケアマネ、卸のMSなど、多くの人たちと触れ合うはずです。そういった方々に名前を覚えてもらい、「〇

○さんじゃないとダメ」と言ってもらえる存在になる。そのようなゴールを目指して、タスクの整理と指導を行うことが重要です。

さらには、登録販売者の資格をとってセルフメディケーションのフロントラインに立てるようにするキャリアパスも描けます。OTC医薬品や漢方薬の一部は販売できますし、専門的な対応が必要であれば、薬剤師と一緒に考えればよいわけです。

患者さんの訴えを聞いてOTC医薬品の選定を一緒に行い、その後のフォローを行うことで、「○○さん、この間の薬、良く効いた！」などと言われることもあるでしょう。このようにキャリアパスをはっきりさせ、対人業務の比率を上げていくことで、スタッフ自身もイキイキと働くことが可能になります。

社長がビジョンを語り意義を落とし込み、薬剤師が専門的な活動を行い、薬剤師以外のスタッフも対人業務に向き合う。この三つのポイントを押さえずに、講習をしたり手順書を作成したりして、非薬剤師にピッキングをやらせるのは、ある意味危険ですので気を付けていただきたいと思います。

idea 48

組織作りにおける人事戦略のコツを押さえる

「やる」と決めること

2000年代、私は薬局を経営しながら多くの問題に悩んでいました。今ももちろん、課題はありますし、悩みもありますが、当時は、がっかりするような事案が続出していました。その多くは「人」の問題でした。

やろうと言ってもやらない。現状を変えない。社長の言うことに従わない。困り果てていた時、ある調剤薬局チェーンの経営層の先生に相談したところ、返ってきたひと言に衝撃を受けました。

「そりゃ先生、新卒を採用して育てることですよ。もちろん中途採用でも良い先生は来てくれますけど、やっぱり新卒が一番。遠回りのように見えて近道です」。その場では、「何かあると社員は離れていくし、新卒採用なんてムリ」という思いが強く、「そりゃ先生のところはいいでしょうけど、うちは……」と思っていました。

しかし、帰ってからつらつら考え、やっぱりそれが一番だなと思ったわけで

す。中途採用の先生にも頑張ってもらうけれども、**新卒を定期採用して社内で育成することが、自分がイメージする組織作りには適している**と。ここで、カチッとスイッチが入ったように思います。良い会社を作りたいと思い、新卒採用を毎年行うという方針を決める。**社長の自分が決めないとそうはなりません。この具体化が重要**です。それから約20年。時間はかかりましたが、自分のイメージ通りの組織を実現できました。

薬局パートナーの人材採用も同様です。最初は、近所の主婦がパートタイマーで来てくれていました。これは、「調剤薬局」を運営する時には大変助かりましたが、薬局パートナーという枠組みでは、少ししんどいのです。正職員として、4年制大学卒業の新卒を採用するのが重要だと思いましたが、こんな得体の知れない職種に、また、小さい薬局の求人に応募してくれる人はいないだろう、と思い込んでました。

しかしある時、またカチッとスイッチが入りました。「やっぱり新卒採用をしなければダメだ！」と。その結果、ここ数年は毎年6〜7名の新卒を採用しています。ある年には7名の枠に面接希望が90名来てくれました。管理栄養士課程の学生さんも増えています。

やると決めることが大切。皆さんも、ぜひ決めてください。僕もまた、新しいことを決めます。

idea
49

良い人材は後輩を育て、自分も成長する

中小薬局こそ
人材採用戦略が必要

前項で取り上げた中小薬局の人材採用戦略について、もう少しお話しします。「人材採用なんて採用担当者がいる大規模薬局じゃないと無理なのでは」とか、「来てくれるなら多少難があってもいい。戦略も何もないよ」という社長さんやマネジメント層も少なくないと思います。

しかし、**企業のあり方は「人」が決める**はずです。従業員1,000人の会社に比べると、数十人の会社では1人あたりの影響力は大きくなります。特に薬局における薬剤師は、職員全体の中で限られた存在ですので、**中小薬局こそ人材採用戦略を持つ**ことが大切です。

☑ 採用戦略における二つの観点

私自身の経験からお話しします。一つ目の観点は、対人業務に積極的に取り組む**良い人材が社内で活躍し、継続的に生まれる仕組み**を持つことです。

薬局経営は今、「従来のやり方を改善しながら結果を出す」という手順では対

応できなくなっています。PDCAではなくOODAで意志決定を行うとなると、朝令暮改は当然のこと、「君子じゃなくても豹変するからよろしくね」という気持ちで乗り切っていく必要があると思います。こうした状況では、チーム一丸となって進んでいくぞという勢いが必要です。

このとき問題になるのは、「えー、そんなの聞いてない」とか「とにかく、私はやりませんから」などと、がんとして動かないスタッフです。

これを避けるには、社長が来てほしい薬剤師のイメージを固めること。結局のところ、社員は社長が引き寄せます。「誰でもいいから来て！」と思っていると、"誰でもいいような人"が来ます。具体的にイメージするほど、イメージに合う薬剤師が引き寄せられて来るのだと思います。こうして集まる**人材は、自身が体験した面白さや、ステップアップする感じを後輩に教えていくことで、自身も成長していきます**。それが結果的に優れた教育となり、企業文化へと繋がっていきます。

もう一つの観点は、人材採用費の適正化です。現在、人材採用にどのくらい費用を使われているでしょうか。求人広告や学生向け・転職者向けの薬剤師求人サイトへの出稿、人材紹介会社への手数料などの総計です。派遣社員の給与以外の手数料も入るでしょう。結構な金額に達しているのではないでしょうか。

当社も以前は、12〜13億円の売り上げに対して採用コストが2,000万円を超えていた時期があります。ほとんどが急な退職を埋めるための紹介会社への手数料で、場当たり的な求人でした。人が足りなかったり、急に辞めたりされると、この費用がかさみ、あまり長続きしない人材になりがちで結果的に

採算性が悪化します。

逆に、**人材採用戦略が整っていれば、社長の思いに共鳴した人材が集まり、会社の方向性が明確になります。余分な費用もかからず、採算性が劇的に改善します。**そうなると、会社の雰囲気が良くなり、新たな転職や入職も自然と増えていきます。

中小薬局こそ、人材採用戦略を持つべきです。「そんなの無理」と思った時ほど本書を読み返していただけると嬉しいです。まずはあなたが、決めましょう。

Part 5

実際に
行動を
はじめる

idea 50

業務を洗い出してフローを見直す

お金も時間も要らない
業務改善法

対物業務から対人業務へ、薬局の業務は革新的に変わると思います。というより変わらざるを得ないでしょう。

学会会場の展示ブースなどに行くと、薬局業務の生産性を高めるための機械化やICT化が盛んに喧伝されています。また、私たちが日本在宅薬学会で普及を図ってきたパートナー制度（CPS: Co-Pharmaceutical Staff）も、0402通知の発出もあってか少しずつ広がっていると思います。

ただ、いずれも、お金と時間がかかります。調剤機器もシステムも高価ですよね。もちろん投資と考えるべきなのですが、費用対効果はどうなのか、検証には時間を要します。CPSを活用するといっても、育成に時間とお金がかかります。現場では業務の移管が起こりますから、業務を手放すほうも受け入れるほうも調整が必要で、これにも負担が生じます。

でも、お金と時間をかけずに業務の改善と効率化を図る方法があります。そ

れは、**現在の業務フローを見直し、整理して、薬局内のレイアウトも含め思い切って変更すること**です。見直しには4時間ぐらいはかかります。業務に携わるスタッフ、できれば全員が集まって、KJ法のように業務を書き出して整理していきます。その上で、無理・無駄・ムラを省いて薬局内の動線を見直します。店舗内ゾーニングを見直すことになりますので、多くの場合、模様替えが必要になります。ただ、基本的にお金もかかりませんし、上記のような手段ほど時間もかかりません。ぜひ、試してみてください。

idea 51
服用後フォローの業務手順を明確化する

関心と実行の差を どう埋めるのか

本項は服用後のフォローについてです。10年以上前、初めて薬剤師さんにこの話をした頃は結構ネガティブな意見が多かったものです。「そんな暇はない」「まず、薬が間違いなく調剤できるようになってからの話で、今はまだダメ」「医師や看護師が見てくれているのに失礼」といった色々な話を伺いました。

最近は、法律で規定されたからでもあるのでしょうが、薬剤師の90％超が服用後フォローに関心があるという調査結果も出ていて、時代が変わったと感じます。ただし、**業務として根付いている例は少ない**ようです。**関心はあるけれども実行できない**。薬局経営者としてはこのギャップを埋める仕組みを作っておかないと、現場のスタッフは動きたくても動けません。

私自身の取り組みをもとにお話しすると、**多忙な業務、服用後のフォローを行う必然性、具体的な手法の三つを理解して対応する必要があります**。

☑ 多忙な業務への対応

具体的には、「**業務的には重要だが薬学的専門性がない**」業務を薬剤師から外します。そのためにはまず、前項で述べたような業務フローの見直しと整理をしましょう。必要に応じた積極的な機械化やICT導入とともに、0402通知に則って業務の手順を明確化し、人材の教育研修を行う必要があります。

☑ 服用後のフォローを行う必然性

薬剤師の業務は薬を渡すことではなく、患者の状態を良くすることで、薬を渡した後まできちっと見る必要があります。「法律で決まったからやる」のではなく、医療人としての当然の業務です。このことをまず、**経営者やリーダー自身が腹落ちしておくことが重要**です。また、調剤報酬でも、服薬管理指導料を正しく算定するにはFAFが必須です。**経営上も法律上も、医療上も服薬後のフォローは欠かせません**。このことを社内の共通認識として持っておく必要があります。

☑ 具体的な手法

「フォローして」と言うだけでは、現場はどうしたらよいのか分かりません。電話なのか、LINEなのか、いつするのか、何を聞くのか、聞いた後どうするのか、など、現場に動いてもらうための5W1Hをハッキリさせておく——**すなわち業務手順を明確にしておくことが大切**です。まるっと指示するのではなく、誰がいつ、どのように行うのかを明文化することが必要になります。

服用後のフォローは、薬剤師にとっても、患者にとっても、薬局経営にとっても良い「三方良し」です。ぜひ自信を持って進めてください。

idea 52

理想の薬局を現実にするために必要なこと

書くことで、決意する

現実と将来なりたい姿にはギャップがあるのが普通です。資格取得やダイエット、自分が経営する会社など、いずれも同じことが言えます。ときには、ギャップがあまりにも大きすぎて嘆息することもあります。2004年当時、私が薬局に感じていたのはこのギャップの大きさでした。

- 「勉強会しましょう」というと、「国家試験に合格したのにまだ勉強するんですか？」「超過勤務手当を付けてくれるんですか？」といった反応しか返ってこない（もちろん、手当は付けますが、スタンスに驚きました）。
- 薬局で色々やろうと思っても、処方医やお客様に「黙って薬を出していれば、それでよい」と言われてしまう。
- 新しくお店を出そうとすると、より規模の大きな薬局に場所や情報を取られてしまう。
- 出店できないなら在宅に活路を見い出そうとしても、「行きたくありません」とスタッフに断られてしまう。
- スタッフをなだめすかして在宅業務に取り組んでも赤字で、スタッフの過

労だけが積み重なる。

まさに八方ふさがり。「どうするの？　こんなことをするために自分は外科医のキャリアを離れてきたのか」と考える毎日でした。そんな時、吸い寄せられるように読んだ本や、行き当たった言葉があります。

一つはナポレオン・ヒルの著書『思考は現実化する』にある**「考えなければ始まらない」という言葉**でした。理想を考えると現実に失望しますが、理想を決めないことには、どうにもなりません。

二つは、経営コンサルタントの小宮一慶氏がよく口にする**「散歩のついでに富士山に登った人はいない」という言葉**があります。富士山に登ると決めないと登れません。てくてく歩いていて、「お、ここ、富士山のてっぺんちゃうん⁉」ということは絶対にないのだということです。そう。決めないといけないのだ、と改めて思います。

それから三つめが、**「紙に書くと願いが叶う」という言葉**でした。神田昌典さんの本を色々と読んでいる時に出会った言葉です。神田さんは、「経営者は紙と鉛筆を持って部屋にこもり、そこでニヤニヤしながら書くことが大切」と述べていて、感動しました。紙に書くと、思考がはっきりします。**モヤモヤしていたものを明確にすることは、現実化の第一歩。願いを書くとは、そういうことだと思いました。**

薬局をどうしたいのか、自分はどうありたいのか。紙に書いている方もいらっしゃると思います。「そういえば、以前、書いたなあ」と思われたら、ぜひ読み返してください。現実になっていることもあるのではないでしょうか。

こんな話をしたのは、探しものをしていたら、自分が2010年5月20日に書いた「私が目指す『新しい医療環境の創造』ロードマップ」という、いささか恥ずかしいテーマの書類データが出てきたためです。書いたタイミングは、私が41歳の時。今の日本在宅薬学会の前身を作って半年ぐらい経ったときのものです。薬局3.0という概念は思いついていましたが、今ほど受け入れられておらず、まだ調剤薬局モデルが伸びていた頃でした。

その頃に、半ばこんな風になるのはムリだよな、と思いながら紙に書いていたのですが、気がついていたらバイタルサインにせよ服用後のフォローにせよ、在宅にせよ、セルフメディケーションにせよ、現実化していることが多く、驚いたものです。ぜひ、あなたも騙されたと思って、今の自分の考えや将来像を紙に書いてみていただきたいと思います。それらを時々取り出して眺めながら毎日の課題に取り組んでいくと、ふと気がつけば、結構色々なことは現実になっているのではないかと思います。

idea
53

FAFの実現で起きる現場の変化

「作業」ではなく「医療」をする

弊社よりずっと大きな規模の薬局から、薬剤師が研修に来られたことがあります。研修と言っても、10年以上のキャリアがあり、エリアマネージャーとして10を超える店舗を統括している方です。

研修目的は、「先」服薬指導を導入するための第一歩でした。単に外来を見てもらうのではなく、在宅での業務を通じてFAFに実際に取り組み、流れをつかんだ上で外来業務に入ってもらいました。さすが飲込みも早く、「さあ、これを自社に持ち帰ってどうするか」を考えておられました。

そんな先生に、「先生の薬局とウチの薬局とでは、どこが一番違いますか？」と聞きました。薬局見学などに来られた方にも聞く質問で、大半の人は薬局パートナーについてコメントをされます。しかし、今回は1カ月以上も現場に入っていただいたからか、答えが違いました。

「ここは医療をやっているな、と思いました」とのことでした。そうなんで

す。私が目指してきたものはそれだったので、そこをズバッと言っていただいたのは驚きというか、嬉しいというか、さすがでした。色々と話を聞くと、「自分の薬局では作業をこなしている感覚が強い」ということでした。

その薬局は、処方監査から疑義照会、リスクマネジメント、薬歴の記載、接客接遇まで、高いクオリティで取り組まれています。それでも、作業をやっている感覚が強いということでした。

薬剤師さんが次に指摘した弊社の特徴は、「施設の看護師から、色んな相談を受けている」ということでした。その先生の薬局でも施設在宅をしているのですが、「患者さんのことや治療のことで看護師から相談がくることはありません。おそらく"作業"をやっているからだと思います」と言われていました。**FAFを実施するからこそ、薬剤師と看護師の連携が生まれます**。薬を渡して終わりの対物業務ではそうなりません。

もう一つ。弊社の薬局には「処方箋を持たずに入ってくる人がいる」と言っていました。ご自分が統括している薬局ではほぼゼロだったそうです。今回、研修した店舗には特定の門前医療機関はなく、公団住宅の1階にあるので立寄りが多いのです。また薬剤師さんだけでなく、薬局パートナーさんも、患者さんから名前で呼ばれていることに驚いたそうです。

看護師との連携も、処方箋のない方の来局も、「医療をしているから」実現できているのだと思います。対物業務がメインだと、どうしても作業になってしまいます。患者さんをフォローし、必要があれば医師につなぐ、そんな流れが重要です。

「深化」と「探索」を担う組織を分ける

イノベーションの ジレンマを乗り越える 「両利き」経営

「調剤薬局」としてのあり方に決別し、新しい薬局を目指す。そう決断した時に、薬局経営者が直面する悩みがあります。それは、**変わるといっても、どうしたらよいのか分からない**ということです。

☑ 旧来のビジネスモデルの限界と移行

従来の水車小屋型薬局モデルでは、どこに営業をして、どのような機器を入れて、どのような人材を配置すればよいのかということが、すべて社長の頭に入っています。経験も積んで、修羅場もくぐり抜けているので、ドクターや患者からクレームが来ても、対応する術を心得ているはずです。

しかし今後はそのビジネスモデルの真逆を行くことが必要です。患者さんがいらっしゃるのを待つのではなくこちらからも行くこと、薬をお渡しするまでではなく服用後までフォローすること、保険適用だけでなく、自費で購入してもらうOTC医薬品や機能性表示食品等を扱うこと、などです。

この移行は強烈で、今までのやり方でも対応できるんじゃないかという考えが頭をよぎります。例えば、**対物業務の売上げが下がるといっても、機械化すればまだまだ利益は確保できるんじゃないか**、とか、共同一括購入や薬価交渉代行サービスを利用すれば薬価差は取れるのでは、といった戸惑いです。

☑「イノベーションのジレンマ」を理解する

たしかに既存ビジネスモデルを洗練させること（持続的イノベーション）は正しい手法です。しかしそこに固執するあまり**新しいビジネスモデル（破壊的イノベーション）に対応できない**と市場から撤退せざるをえなくなります。

破壊的イノベーションは誕生した当初は性能が良くなく、高リスクで何より採算がとれません。しかし改善・改革が進むと顧客ニーズを満たすようになります。そうなると一気に市場が塗変わり、持続的イノベーションに固執した企業は痛い目を見ます。米国の実業家・経営学者であるクレイトン・クリステンセンはこの現象を「イノベーションのジレンマ」と名付けています。

☑「両利き」の経営で薬局経営を進化させる

調剤薬局（薬局2.0）というビジネスモデルに比べ、外来・在宅・OTCの領域で、渡すまでででなく飲んだ後までフォローする次世代型薬局（薬局3.0）というビジネスモデルは、収益力や効率性の観点からは、まだまだ物足りません。そんな時参考にしたいのが米国の組織経営学者であるチャールズ・オライリーが提唱した「両利きの経営」という考え方です。

彼は、**企業が発展していくためには既存の主力事業を深掘り＝深化させるとともに、新規事業を試行錯誤する＝探索しておく必要がある**と説いています。薬局経営に置換えてみると、薬局2.0は主力事業モデルとして、より安全に、

より早く、より効率的にと「深化」を続けながら、同時に薬局3.0事業を新しい事業モデルとして「探索」することが大切になります。

☑ 探索と深化の組織分離が成功の鍵

「深化」と「探索」の両利き経営にはポイントがあります。それは二つを担う組織を分けることです。新規事業がうまくいかない原因の一つは、既存の主力事業の文化や人材、管理制度で事業を運営・評価することです。薬局経営だと門前外来調剤を運営しているマネジメントで対人業務を評価・運営することに相当します。その場合、「薬剤師に調剤以外のことをさせるのか」などといった批判が流れるほか、薬を渡すまでの作業だけに熟練した人材は役に立ちません。

☑ 未来に向け、薬局3.0の最適解を見つける

薬局3.0といっても、それぞれの薬局の立地や歴史によって、最適解は微妙に異なります。どのような薬局像を目指すのかについてはデザイン経営の観点から考え、ビジョンが固まった後は、イノベーションのジレンマを乗り越えて、両利きの経営を実践していく。こうした取り組みがこれからの薬局経営には不可欠です。

今、薬局を取りまく環境は大きく変わり、私たちも変革を迫られています。ただ、このようなことは他の業界でも一般的に起こっていることです。「イノベーションのジレンマ」を自覚し、それを乗り越えるためには「両利きの経営」を実践することが大切だということを頭に入れておくだけでも、目の前の課題に向かっていく勇気が生まれてくるのではないかと思います。

> デザイン経営の実際

この地で社員と一緒に、「医療」をやったことでの変化

デザイン経営に出会う前後を比べてみると、薬剤師：事務＝2：1だったのが、薬剤師：オペレーター＝2：3といった人財構成になりました。売り上げは保険調剤がほとんどだったのが、保険外収入が伸びてきている状況です。何より、志が同じ人が集まりやすくなったと感じます。以前は自分が出ていくことが多かったのですが、最近は社員が率先して動いてくれ、オペレーターも施設や患者さん家族と関わりが深く、頼りにされていて、それがとても嬉しいです。

1987年創業、2012年から在宅を始めました。耳鼻科と皮膚科の門前で、在宅は店舗が開いていないときも問い合わせは受けるようにしています。認知症や基礎疾患がある施設在宅が多く、200名のうち170名程度が該当しています。個人宅が約30名。正社員8名とパート4名で2店舗を運営しています。
住所：岩手県盛岡市青山3-6-2／会社名：有限会社スタイル薬局

スタイル薬局（2店舗）　代表取締役　平山智宏

行動すること。失敗を恐れないこと。どんな苦境も将来の笑い話になる。

在宅医療も健康フェアも、始めた時から順風満帆というわけではありませんでした。社員も多くは、人が増えたらやる時間があるかもといった反応で、まずは自分が主体的に行動し、時間がないなら昼休みを活用しようとか、取り組み続けて今があります。

今後は、地域に対してもっと予防から関わっていきたいです。食事やサプリメント・栄養を通じて、イベントでテーマごとの話をするなどいいですね。

スタッフが家族やプライベートを大事にできる、持続的な24時間体制を

規模が小さいと緊急対応当番の回数や時間が長いなど、一人の負担が増えます。24時間365日の体制をまわしながら、家族やプライベートを大切にしてもらうため、店舗数を増やすなど働きやすい環境を整えています。

相談しやすい所でもないのに「相談して」は無理

薬局はコンビニのような地域を構成するパズルのピース。偉そうでなく「混ぜて」と言っていく感じを大事にしています。

医療事務からより患者さんに関わるオペレーターへ

彼らのおかげで現場が回ります。契約周りはすべてやってくれ、患者さん家族と関わりが深くなり相談が増えています。

「無色だった薬局」に色が付きはじめた

以前、薬局はいわば無色でした。それがいつしか「在宅をやってるスタイル薬局」になってきました。最初は「面白くしよう」と思ってまして、今確かに面白いんですが、当時の漠然とした面白い感じとは違う気がします。今の面白さは、社員と一緒に住民と交流しながら地域で生きていこうという気持ちとでもいうのか…社員が患者さんや地域で生きている姿を見ているのがともかく喜びなんですね。「医療をやってる」感じがすごくいい。そう思います。

社員と地域と「ともに生きる」薬局を

デザイン思考における地域の「観察」「問題発見」

卒後勤務していた大型門前薬局では、日常的に自分の能力不足や、医療者として専門性を発揮しようとしても難しい環境を感じていました。その後スタイル薬局に移り、2011年ごろフィジカルアセスメントや在宅医療に出会い、「これだ」と思いました。早速、当時少なかった訪問診療医に挨拶に行き、地域を深く見つめ関わり始めました。

薬局改革に向けた「発想」「視覚化」「造形」

まずは自分たちが、わくわくすることをやろうと話し、キーワードは「文化祭」にして一つずつ形にしていきました。地域の資源回収はずっと続いています。ハロウィン企画もそうですね。グッズを用意しておき仮装してもらってチェキで撮影し、お菓子と写真を配ります。毎年9月には健康フェアも開催していて、測定会（血圧・脈拍・心電図）、検体測定、縁日やキッズファーマシーを実施するほか包括に介護相談ブースなど出してもらっています。

デザイン経営の実際 | 171

デザイン経営の実際

土壇場からの面処方＋140％ 4年間で薬剤師8名採用

2019年、先代である父の急な体調不良で2代目として帰ってきました。29歳で約50名の企業経営を担うには、薬剤師の採用難・非デジタル環境・Dr高齢化・患者減・大手の競合進出など課題は切りがなく、狭間先生のセミナーに多くの示唆を受けました。介護や在宅ケアなど地域医療と一体化した新しい薬局への変革に向け、具体的には在宅処方率の高い薬局運営ノウハウ・社内に変革を起こすコツ・中小薬局の戦い方などを学び、実践した結果が数字に表れてきたと思います。

高齢化率42％・医療過疎の離島、佐渡でドミナント出店をしている薬局です。医療機関が限られているため本土でオンライン診療を受け、薬は佐渡で受け取るかたも少なくないです。企業連携など地域を巻き込むほか産学連携・福島-京都等全国の薬局との在籍型出向研修などにも力を入れています。
住所：新潟県佐渡市下新穂94-2／会社名：さど調剤グループ

さど調剤グループ アイサ（8店舗）　代表取締役　光谷良太

「渡した後まで見れば薬物治療は飛躍的に良くなる」という言葉に薬剤師の本分を見た

そもそも薬剤師という職業は自分が一生をかける仕事なのかともやもやしていた時がありました。2015年、狭間先生の講演を聞き、「渡した後にも注力すれば専門性が発揮される」という一言に薬剤師の本分を見たと思えました。

コロナ禍は転機でした。先が見えずヒントを求める中、一気にオンラインが進み、社内IT化を推進するだけでなく今まで得られなかった情報、人のつながりができました。

「電話・fax当り前」から5年で在庫管理ソフト・調剤自動化まで

当初、薬剤師採用が難しい「離島」でネットがつながるPCは一台、電話fax当り前でした。まず注力したのはIT化・機械化。「本気？」と心配されつつ薬剤師が少なくても体制が整うよう在庫管理から調剤までデジタル化を進めました。

マネジメントサイクル:物事を進める順番が大事

変革にはトップの宣言のまえにまず組織内での認識共有化、最後にPDCAサイクルを回すといった、順番が非常に重要でした。

機械化+メディカルパートナーの推進は同時進行

事業承継した薬局などは特に元からいらっしゃる事務の方が不安にならないよう、この二つは同時に進めていきました。

事務から「メディカルパートナー」への役割変更

当薬局の事務は、もとから幅広い業務を担ってくれていました。ただ、店舗によってばらつきはありましたので2019年頃から業務基準を作りました。役割が変わることを明示する名称変更や「手順書セミナー」の実施などを通じ社内へ浸透させていきました。ポイントは対人業務の変化を徹底して伝えること。「高齢化に伴い薬剤師の業務が変わっていく、それに合わせお願いする業務も変わっていく」ことを丁寧に何度も説明していきました。

期待通り（離島だから薬剤師が必要）と裏切り（離島なのにDX・未来）

「薬剤師としてどうありたいか」覚悟を持って実現しようとした

社員もほとんど私より年上です。会社の利益のためといった切り口でしたら、上手くいかなかったと思います。理想の薬局や薬剤師像を目指し、だめなら諦めようと覚悟を持って「薬剤師としてどうありたいか」話し続けました。そうしていくうち、薬剤師として共感を持って行動を共にしてくれるようになりました。

自社の強みを考え、無理だと思った新卒採用へ

色々成果が出た中でこれだけは無理と思っていたのが新卒採用です。ただ、縁があり社長と現場の想い、対人業務や顧客との関係性といった自社の強みを考え、チャレンジしました。対象を「全国の離島興味あり」へ設定し、メディア・SNSを活用して想いを語り、「期待通り（離島だから薬剤師が活躍）と裏切り（離島なのにDXと未来）」を伝え続けました。進捗管理と企画会議にインターンシップ誘致で時間とお金を投資し、ついに採用につながりました。

デザイン経営の実際

予防と健康を支える薬局として挑戦し続けます

人々の健康を見守ることに使命感を感じ、予防医療で地域の健康を守る薬局を作りたく、2015年に独立しました。健康サポート薬局としての取り組みを具体的に考えるなか、最初はビジネス的な観点でフィットネスジム運営を思いついたものの、次第にそれだけではなく社会的な意義の観点で「やらなければ」と強く思うに至り、事業継承を通じ薬局の役割を広げました。現在は街全体の健康をサポートする薬局に成長していくことが目標です。

全店が地域連携薬局・健康サポート薬局で薬剤師10名、管理薬剤師2名が在籍。スタジオと大浴場完備のフィットネスジム、パーソナルトレーニングジム2店ずつ展開し、運動指導士や栄養士と連携して運動や食事とともに薬剤師がアドバイスできる体制を整えています。
住所：三重県志摩市阿児町鵜方748-1／会社名：株式会社ユナイテッドファーマシー。

株式会社ユナイテッドファーマシー（4店舗・ジム2店舗）　代表取締役　加藤亮太

人生を豊かにする基盤となる健康に、薬剤師が医療・栄養・運動・ITを通じて関わる

健康は、高齢社会で豊かな人生を生きる基盤になります。各専門領域と薬剤師が連携し、食事や体作りと組み合わせた健康体操や健康託話などを通じて、掛けがえない毎日を将来にわたってより豊かにするサポートをしたいと思っています。

薬局活動は社会へのインパクトが大きく、行政・地域との信頼関係は続けてこそ信頼が生まれます。今後はより地域に根付く活動を展開していきたいと考えています。

薬局が始めるフィットネスジム事業──M＆A交渉の実際

私のジム経営はM＆Aです。1件目は設備一式、会員システムごと引き継ぎだったので前オーナーからなぜ売る決意をしたのか、改善点含めよく話を聞き、サブスクという業態も含め薬局バージョンとして経営計画を再構築しました。

フィットネス事業にかけた自身の思い

健康サポート薬局が本気で運動を通じた事業に取り組めば街を健康にできると、薬剤師人生をかけて成功させたいです。

薬剤師が支える健康は、社会的インパクトが大きい

「ありがとう」と言われる瞬間が大きな喜びです。経営の苦労はありますが、連携を重視した活動効果を実感しています。

旗印を掲げて、自分たちで選択する薬局へ

頑張る人たちが集まる場になったな、と自分の薬局を見て思います。大学卒業後、4年間高知で働いた後、三重に戻って総合病院の薬剤師などをしながら自身の今後を考えていました。もっと歩くよう言われても実行できない患者さんをみたりしながら。独立しても、患者さんに指導してもフィットネスで高い会費を払っても効果が出にくいことに違和感をもち、何となく過ごして終わる日々をやめて、腹をくくりました。自分たちがやろうと旗を掲げてから周囲の雰囲気も変わりました。

「うまくいく」ジム経営で地域と豊かに生きる

結果的に24時間対応・クリーンベンチ対応の「宣伝」にも

ジムは特に二件目のM＆Aは非常に交渉が難航し、前オーナーと何度も話し合いました。苦労はしましたが、健康サポートという点で地域の役割を確かに果たせるようになりました。結果的に、行政からも何かあると呼ばれたり、24時間対応や在宅、混注など調剤以外の薬局業務を他職種に知ってもらうきっかけにもなっています。

運動指導士・冷凍弁当でサポート機能を強化

健康サポート薬局としての役割を強化して予防と健康維持に取り組むため、運動指導士と連携し、運動や食事に関するアドバイスを通じた指導を行っています。また低カロリーで栄養バランスに優れた冷凍弁当サービスも提供し、手軽に健康的な食事を利用できる環境を整えました。このように一人ひとりの健康管理に薬剤師のアドバイスを融合させ、総合的にサポートする新たな薬局のありかたの一環としてフィットネス事業も位置づけています。

> デザイン経営の実際

先服薬指導もしていたような僕らが「渡った小川」

例えば、いつもシップが出る患者さん。夏は汗でかぶれるので、処方箋を見た段階で塗り薬へ変えるか確認すると先服薬指導を普通にする薬局でした。「患者さんの最良」を思えば薬剤変更・クレームや待ち時間の観点で行動は決まる、と思える薬局だったんです。一方、例えば触診や医師への症状報告などタブー視されてきたことは倫理観に触れてしまう気がしていました。「でもそれって小川だから難なく飛び越えて行けるんだよ」そう教えてくれたのが、狭間先生でした。

1919年創業、2代目まで金沢市内で経営し、郊外にも店舗を出すようになった現社長の3代目から、現在4代目に経営移行しているさなかです。門前と在宅のハイブリッド機能を持ち、機械化を進めて薬剤師が対人業務に集中する環境整備をすることで、患者さんもスタッフも集まる薬局づくりをしています。
住所：石川県野々市市蓮花寺町56街区2番／会社名：有限会社　いわ木

いわき薬局グループ（4店舗）　4代目予定　岩木浩平

薬剤師が当り前に持つ「患者さんのため」を、デザイン経営で最大化できた

例えば「在宅医療」。当薬局がもともと持っていた機能です。薬剤師は当たり前のように、患者さんのことを考えている。いろんな人を巻き込んで、患者さんのためにできることをする。そんな「当たり前」を今最大化できています。

自分の作りたい医療環境に向けて、どのように考え行動するのか悩んでいる人に、ぜひ本書やデザイン経営を知っていただきたいなと思います。一緒に行動しましょう。

デザイン経営のビッグD「観察・問題発見・発想・視覚化・造形」

町・トレンド・他の経営者や国の動きをみて、患者のためにならなければ薬剤師は意味がないと思いました。機械化・パートナー制度を導入し、思考する時間を増やし、無料の配達やオンライン服薬指導などに取り組んでいます。

デザイン経営にとりかかる前の薬局の状態

特徴のない門前薬局でした。社員たちも、とりあえず処方箋を捌くのが仕事という感じで、主体性がなかったと思います。

デザイン経営に取り組んで主体性ある薬局へ

目的のための手段としての行動が増え、現場が主体性をもって常に患者さん第一に行動・改善するようになりました。

定性的・定量的な変化で生まれる「ほんとのありがとう」

デザイン経営に取り組んで定性的にも定量的にも変化があります。まず、薬剤師の主体性が向上しました。心持が変わり思考時間が増えたからだと思います。在宅医療は約800人を担当できるまでにキャパシティが拡大しました。

この変化は、業務効率の改善だけでなく、ケアの質を向上させる大きな要因となっています。自身が成長させていただいた前職の、狭осос先生が経営する薬局で頂いていた「ありがとう」をここでも頂けるようになってきました。

1919年創業。石川県で「患者さんのため」を貫く

薬局内インカム、オンライン服薬指導やパートナー制度を活用

パートナー制度は5年以上前から導入し、「うまく」回りシステム化できたと実感しています。インカムも便利で薬剤変更を調剤室にすぐお願いできたりします。オンライン服薬指導は、高齢者が多くスマホがないので、スタッフが薬を配達するときに通話をつなぎ、耳が聞こえにくくても補助しながら1日2〜3件。喜ばれています。

対物業務の効率化：粉砕と軟膏、水剤の計測以外は自動化

当薬局が長い歴史の中で続けてきた、「患者さんのため」を今後も貫くために必要だったことのひとつが、対物業務の機械化でした。錠剤はピッキングと一包化を自動化する機器で、国内で大企業以外だと初めて当薬局が導入しました。粉剤は自動計測・自動分包にしています。結果、対人業務に割く時間ができ、患者さんファーストに向けたよりよい「行動」が以前よりも取れるようになりました。

デザイン経営の実際 | 177

> デザイン経営の実際

安定している時こそ、ジャンプする時・投資する時

2015年、当時製薬企業でMRをしていましたが、患者のための薬局ビジョンをみて生家の薬局に戻ろうと思いました。入社当時は経営も安定していて、30年勤続といったスタッフも多いなか、安定している時にこそとディスカッションを重ねて歩んできました。2017年健康フェア開始、2019年保育園を始め管理栄養士の採用・児童発達支援施設オープンなど行ってきました。在宅は業務として特化しているわけではありませんが、全店舗個人宅または施設を持って対応しています。

伊丹市に本社がある37年続く薬局の2代目です。伊丹市内、尼崎と大阪に合計8店舗を運営するほか、保育園と児童発達支援施設を運営しています。2024年から兵庫県協会けんぽの受託で、特定健康指導施設としても機能しています。県内ではスギ薬局と当局のみです。
住所：兵庫県伊丹市中央4-4-12／会社名：有限会社ホワイト企画

ホワイト企画（8店舗）　2代目代表取締役社長　坂上公平

「薬学管理は薬剤師、調剤管理はパートナー」をキーワードにした共闘体制で起きた変化

対人業務推進委員会という当社らしい対人業務を検討する社内部署を作りました。調剤管理はパートナー、薬学管理指導は薬剤師という方針を決めて活動しており、パートナーは12人が20人程に増え、先確認・先投薬（先服薬指導）が実現しました。

労務体制は特に検討が必要です。第三者とも話し合うこと、有休や時間外など時代が大きく関わるので現社長の父と時間をかけ対話するのを大切にしています。

新店は投薬と処方箋受付、会計、お渡しを分けた動線の「先服薬指導店」

パートナーのおかげで新店舗は先服薬指導を実現するオペレーションがひけました。薬剤師のコミュニケーションが変化し、患者さんと目を合わせ、説明だけでなく前回処方からの状況などもヒアリングできるようになりました。

週に1度、自らパートナーとして現場に立つ

私は薬剤師でも理系でもないんです。週1度パートナーとして店舗でスタッフと現場を運用し患者さん対応をしています。

社風を活かし保育園や児童発達支援施設を

もともと在宅など新しい取り組みをする社風で、同じ状況は続かないといった時代感覚のなか保育などに着手しました。

やめるイノベーションの実例「年1回の棚卸」

処方箋のQRコード記載の依頼をやめるなど小さなことも積み重ねつつ、棚卸をやめたのは大きい変化のひとつです。当薬局では、棚卸が年に1回休みの日に全員出社し、数店舗一斉にいわば数字を揃えリセットする日になっていました。それよりも、日ごろの意識や業務フロー改善を行う方向にシフトし、どうすればずれが起きないか検討しました。自動計数調剤機器の導入や在庫システムのIT化推進などを行い、効率化と費用減につながっています。

「0.5歩だけ、前を歩く」企業風土です

ビジョンは「伊丹で就職するならホワイトに」

保育園事業に着手した発端は市内在住のスタッフが多く、待機児童や産休や育休が社内でも地域でも課題になったことでした。
地域で長くやらせていただいているからこそ出てくるこうした課題に応えていくことで、地域にしっかりと根付き就職するならホワイトにと思ってもらえたらと願っています。

管理栄養士をパートナー採用、社内からも相談が

パートナー採用の一環として管理栄養士が4名勤務しています。
自己研鑽に積極的な方々でとても感謝しています。パートナー業務に加えて健康だより、レシピづくり、栄養相談、薬剤師会や老人サロンでの講演などを行っています。2024年からは兵庫県協会けんぽからの委託事業として、薬局店舗内で特定保健指導を実施しています。年間15名ほどの保健指導を行っており、管理栄養士の職能が発揮できる場が広がり嬉しく思っています。

デザイン経営の実際 | 179

デザイン経営の実際

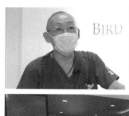
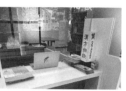
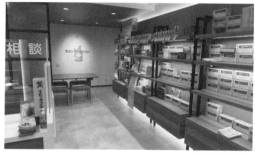

大阪港に面した大阪市港区に開局して15周年になります。
朝潮橋駅から徒歩3分という便利な立地。在宅とOTC医薬品と外来の三つを大切にしている薬局です。薬剤師は3人、パートナースタッフが2名、調剤事務が2名で経営しています。
住所：大阪府大阪市港区夕凪2丁目17-5／会社名：株式会社バードファーマシー

バード薬局（1店舗）　初代社長　鳥居泰宏

店舗内の拡張工事で業務効率化を実現するだけでなく、相談が増加する好循環

迷いもありましたが、棚を増やす拡張工事をしたんです。相談件数が増加したので二回目の工事に踏み切りました。調剤室や相談室も拡張し、自動分包機を導入。昼間の作業効率が上がり、残業も削減。クリーンベンチも入れました。

漢方が入り口となった相談が続くうち、処方薬の減薬や漢方をお出しするだけでなく、漢方以外のOTC医薬品の準備も必要になってきました。今、取扱を進めています。

「何気ない」理系選択から患者に寄り添う薬局経営者への道を進む

今だからという話ですが、薬学部に思い入れがあったというわけでもないんです。理系のいち選択として進学しました。卒後は迷わずメーカーへ。その後大手調剤を経験し、患者さんに寄り添う重要性を感じ、開業に至りました。

拡張工事で入れられたクリーンベンチで終末期の患者さんが対応可能に。

業務効率だけでなく、クリーンベンチも入れることで終末期の無菌調剤を応需できるようになりました。より患者さんにできることが増えて、本当にこれはよかったと思っています。忙しくなった分は、パートナー制度で対応できています。施設在宅を始めた頃、一気に押し寄せる書類の嵐に疲弊し、カレンダーセット等に取られる時間も予想以上に多くて困っていた頃に導入しました。薬剤師の対人業務にかけれる時間配分を変えることができました。

患者に寄り添える環境に関心を向けつづけ、出会った突破口

メーカー勤務と大手調剤での勤務経験を通じて、健康に対する関心が大変大きくなりました。にぎやかなところでただ処方箋を回すより、患者さんに寄り添える環境を重視するきっかけになったと思います。今の立地で開業し、在宅もやっていきたいがどうしていいか分からないという状態だったころ、バイタルサインの勉強会に参加。狭間先生の考えを知りました。現実にしてみよう、自分のいる場所で実践しよう、そう思えました。

外来・OTC医薬品・在宅の三つを大事に「実行」し続ける

デザイン経営における「造形力（自分なりの薬局改革）」

数年前から、特に漢方をうまく取り入れることに注力しています。漢方薬の即効性に気づく機会もあり、病院に行きづらいけど体調が、といったときに相談に乗れる薬局として、役立つと思いました。また、個人的には処方薬の減薬にもつながる可能性に注目しています。コロナの頃から患者さんの相談が増え、咳をはじめとする後遺症のつらさに対応するようになりました。

課題の対処法発見という「発想力・視覚化力」

ケアマネジャーに薬剤師の役割を理解してもらう重要性に気づき、僕らができることを伝えたいと思ったんです。「現場をマネジングされているのは実際、ケアマネのみなさまだ」と。2015年頃のことです。
ケアマネジャーの集まる場で、お願いして、「お届け在宅」でない当薬局のできることをお話しする機会を頂きました。看護師の背景があるなど医療的な関心があるかたには特に注目いただいたと思います。

狭間 研至（はざま けんじ）
PHBDesign 株式会社　代表取締役社長
ファルメディコ株式会社　代表取締役社長
一般社団法人 日本在宅薬学会　理事長
医療法人嘉健会 思温病院　理事長
熊本大学薬学部・熊本大学大学院薬学教育部　臨床教授
北海道医療大学薬学部　客員教授
就実大学薬学部　特任教授
医師、医学博士、日本医師会認定産業医

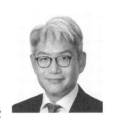

デザインで考える 選ばれる薬局のつくり方

2025 年 1 月 1 日　1 版 1 刷　　　　　　　　©2025

著　者
　　狭間研至
　　はざまけんじ

発行者
　　株式会社 南山堂　代表者 鈴木幹太
　　〒113-0034　東京都文京区湯島 4-1-11
　　TEL 代表 03-5689-7850　　www.nanzando.com

ISBN 978-4-525-70811-5

JCOPY ＜出版者著作権管理機構 委託出版物＞
複製を行う場合はそのつど事前に(一社)出版者著作権管理機構(電話03-5244-5088，FAX 03-5244-5089, e-mail: info@jcopy.or.jp)の許諾を得るようお願いいたします．

本書の内容を無断で複製することは，著作権法上での例外を除き禁じられています．また，代行業者等の第三者に依頼してスキャニング，デジタルデータ化を行うことは認められておりません．